AF234207

GOUVERNEMENT GÉNÉRAL DE L'ALGÉRIE

TABLEAU

DES

SOURCES MINÉRALES

EXISTANT

EN ALGÉRIE

DRESSÉ PAR

LE SERVICE DES MINES

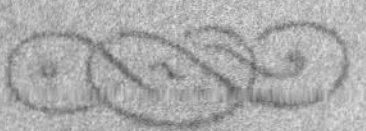

ALGER

IMPRIMERIE DE L'ASSOCIATION OUVRIÈRE, P. FONTANA ET Cie

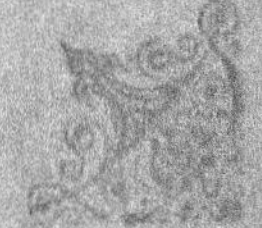

1886

TABLEAU

DES SOURCES MINÉRALES

EXISTANT

EN ALGÉRIE

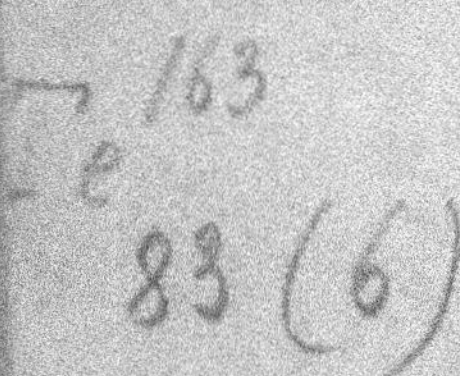

TABLEAU

DES

SOURCES MINÉRALES

EXISTANT

EN ALGÉRIE

DRESSÉ PAR

LE SERVICE DES MINES

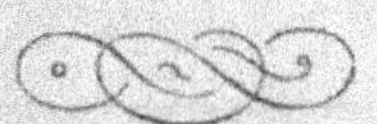

ALGER
IMPRIMERIE DE L'ASSOCIATION OUVRIÈRE, P. FONTANA ET Cⁱᵉ.

1886

TABLEAU

DES

EAUX MINÉRALES

DU

DÉPARTEMENT D'ALGER

NUMÉROS D'ORDRE	NOMS DES SOURCES	SITUATION	TEMPÉRATURE	DÉBIT A LA SECONDE
1	Source du Vieux-Ténès.	A 4 kil. E.-S.-E. de Ténès. Commune de plein exercice de Ténès.	30°	0 lit. 05
2	Source minérale des Beni-Aquil.	A 26 kil. E. de Ténès. Commune mixte de Gouraya.		
3	Sources thermales sulfureuses de Hammam-el-Hamé.	A 48 kil. S.-E. d'Orléansville.	42°	?
4	Source sulfureuse froide d'Aïn-Kébrita.	A 56 kil. S.-E. d'Orléansville.	21°	4 lit.

NOM DE L'AUTEUR	ANALYSE		OBSERVATIONS
	DÉTAIL		
Vatonne.	Chlorure de sodium...	0,8654	
	Sulfate de soude......	0,2534	
	Phosphate de chaux...	0,0234	
	Carbonate de soude...	0,1804	
	— de chaux...	0,1990	
	— de magnésie	0,1238	
	Silice gélatineuse libre.	0,0008	
	Oxyde de fer............	traces	
		1,6552	
De Marigny.	Potasse..............	0,0673	
	Soude................	0,7545	
	Chaux...............	0,3225	
	Magnésie............	0,0718	
	Peroxyde de fer.......	0,0080	
	Acide chlorhydrique..	0,9607	
	— sulfurique......	0,2598	
	— carbonique (neu-		
	tre)...........	0,1748	
	— silicique........	0,0180	
		2,6374	
Tingry.	Soude................	0,19173	
	Chaux...............	1,02347	
	Magnésie............	0,55348	
	Fer et alumine.......	0,01450	
	Acide chlorhydrique..	0,27445	
	— sulfurique......	1,91080	
	— carbonique com-		
	biné..........	0,35090	
	— sulfhydrique li-		
	bre...........	0,00716	
	— sulfhydrique		
	combiné......	0,01830	
	— phosphorique..	traces légères	
	— silicique........	0,00850	
	TOTAL au litre...	4,35299	

NUMÉROS D'ORDRE	NOMS DES SOURCES	SITUATION	TEMPÉRATURE	DÉBIT À LA SECONDE
5	Source sulfureuse froide de l'Oued-Kefsaa.	A 17 kil. E.-S.-E. de Teniet-el-Hâd.	20°	5 lit.
6	Source ferrugineuse de la fontaine des Cèdres.	A 3 kil. O. de Teniet-el-Hâd.	?	?
7	Source acidule et ferrugineuse de Aïn-Hammama.	A 3 kil. N.-E. de Milianah.	29°	0 lit. 42
8	Sources thermales de Hammam-R'ira.	A 16 kil. E.-N.-E. de Milianah.	36°5 à 67°5	0 lit. 125 à 2 lit. 167

ANALYSE		OBSERVATIONS
NOM DE L'AUTEUR	DÉTAIL	

Tingry.	Soude 0.35328
	Chaux 0.65760
	Magnésie 0.49644
	Fer et alumine 0.01500
	Acide chlorhydrique .. 0.47784
	— sulfurique 0.92888
	— carbonique com-
	    biné 0.21882
	— sulfhydrique li-
	    bre 0.00790
	   sulfhydrique
	    combiné 0.05048
	— nitrique .... traces
	— silicique 0.04200
	
	TOTAL au litre .. 2.91794	

Vatonne.	Soude .... 0.02310 Chaux .... 0.01400 Peroxyde de fer .... 0.01500 Acide chlorhydrique .. 0.02035 — sulfurique ..... 0.02750 — phosphorique .. Indéterm. 0.09995	
De Marigny.	Acide carbonique libre 0.1454 Soude .... 0.2044 Chaux .... 0.6675 Magnésie .... 0.0733 Peroxyde de fer .... 0.0080 Acide chlorhydrique .. 0.3559 — sulfurique ...... 0.8166 — carbonique (neu- tre) .... 0.0834 — silicique 0.0040 2.2188	

NUMÉROS d'ordre	NOMS DES SOURCES	SITUATION	TEMPÉRATURE	DÉBIT A LA SECONDE
8 bis	Source acidule et ferrugineuse de Hammam-R'ira (Aïn-Hamza).	A 1 kil. 5 E. de la précédente.	20° 5	0 lit. 02
9	Source thermale sulfureuse d'Aïn-Zerguin.	A 90 kil. N.-O. de Djelfa.	49°	200 lit.
10	Source thermale des environs du Ksar-Zerguin.	A 94 kil. N.-O. de Djelfa.	42°	
11	Aïn-Keddara, sur le haut Chéliff.	A 88 kil. N.-O. de Djelfa.	20°	60 lit.

ANALYSE		OBSERVATIONS
NOM DE L'AUTEUR	DÉTAIL	
De Marigny.	Potasse.................. 0.0510 Soude................... 0.1714 Chaux.................. 0.6585 Magnésie................ 0.9953 Peroxyde de fer......... 0.0060 Acide chlorhydrique... 0.4932 — sulfurique....... 0.5877 — carbonique (neutre)........... 0.3253 — Silicique........ 0.0020 2.0904	
Vatonne.	Soude................. 1.6275 Chaux.................. 0.6860 Magnésie.............. 0.1311 Acide chlorhydrique.. 1.9400 — sulfurique...... 1.0170 — phosphorique... 0.0030 — carbonique..... 0.0871 — silicique........ 0.0420 5.5337	
Tingry.	Potasse............... 0.19373 Chaux................. 0.10774 Magnésie..... ...... 0.04628 Fer et alumine........ 0.00400 Acide chlorhydrique. 0.21645 — carboniquecombiné......... 0.10884 — sulfurique..... 0.05884 — nitrique........ 0.05280 — silicique....... traces. TOTAL au litre.. 0.78868	

NUMÉROS D'ORDRE	NOMS DES SOURCES	SITUATION	TEMPÉRATURE	DÉBIT A LA SECONDE
12	Aïn-Djerob.	A 90 kil. N.-O. de Djelfa.	27°	7 lit. 5
13	Source acidule et ferrugineuse d'El-Affroun.	A 4 kil. 5 O. d'El-Affroun.	?	0 lit. 0014
14	Source sulfureuse froide d'Aïn-Baroud.	A 4 kil. O. de Mouzaïa-les-Mines.	18°	0 lit. 025
15	Source acidule et ferrugineuse de Mouzaïa-les-Mines.	A 2 kil. N.-E. de Mouzaïa-les-Mines,	de 16° à 21°	0 lit. 046

| NOM DE L'AUTEUR | ANALYSE | | OBSERVATIONS |
	DÉTAIL		
Vatoune.	Soude.................... Chaux.................... Magnésie.................. Acide chlorhydrique. — sulfurique ...... — phosphorique... — carbonique (neu- tre)............ — silicique.........	0.20220 0.11500 0.03370 0.25790 0.05087 Indéterm. 0.09860 Indéterm. ——— 0.75827	
De Marigny.	Soude.................... Chaux .... Magnésie.................. Oxyde de fer............. Acide chlorhydrique.. — sulfurique ...... — carbonique (neu- tre)............ — silicique.........	0.4420 0.5443 0.1715 0.0200 0.2582 0.0735 0.7283 0.1060 ——— 2.3438	
De Marigny.	Soude.................... Chaux.................... Magnésie.................. Albumine................. Peroxyde de fer......... Acide chlorhydrique. — sulfurique...... — carbonique (neu- tre)............ — silicique	0.63144 0.17476 0.08280 0.00600 0.01000 0.03920 0.44330 0.40776 0.02600 ——— 1.82126	

NUMÉROS D'ORDRE	NOMS DES SOURCES	SITUATION	TEMPÉRATURE	DÉBIT A LA SECONDE
16	Sources thermales de l'Oued-Hadjia.	A 36 kil. O. de Djelfa	33°5 à 36°	6 lit.
17	Source ferrugineuse du Haouch-Roumily	A 3 kil. N.-O. de Bouffarik.	24°	0 lit. 10
18	Sources thermales sulfureuses de Ber-rouaghia.	A 3 kil. N.-E. de Berrouaghia.	33°5 à 41°	1 lit.

ANALYSE		OBSERVATIONS
NOM DE L'AUTEUR	DÉTAIL	
De Marigny.	Soude...................... 0.44690 Chaux.................... 0.21280 Magnésie................. 0.09740 Peroxyde de fer........ 0.00500 Acide chlorhydrique... 0.56340 — sulfurique....... 0.24700 phosphorique... traces. — carbonique (neu- tre) .... 0.10485 — silicique......... 0.01000 —————— 1.68705	
Tingry.	Soude.................... 0.02268 Chaux.................... 0.08625 Magnésie................. 0.07854 Fer et alumine.......... 0.01600 Silice.................... 0.02600 Acide carbonique com- biné........... 0.08540 — sulfurique..... 0.14269 — chlorhydrique.. 0.03504 —————— Total au litre... 0.46260	
Fleury.	Acide carbonique libre. 0.2210 —————— Sulfure de sodium..... 0.0033 Bi-carbonate de soude. 0.6070 Carbonate de chaux... 0.0430 Chlorure de sodium... 0.5920 Sulfate de soude...... 0.0520 Silice.................... 0.0340 Matières organiques... 0.0340 —————— 1.3653	

NUMÉROS D'ORDRE	NOMS DES SOURCES	SITUATION	TEMPÉRATURE	DÉBIT À LA SECONDE
19	Source ferrugineuse d'El-Achour.	A 8 kil. S.-O. d'Alger.	18°	0 lit. 20
20	Eau minérale alcaline et ferrugineuse du Frais-Vallon (Caldumbide).	A 3 kil. N. O. d'Alger.	17° à 19°5	0 lit. 017 à 0 lit. 10
21	Sources thermales d'Hammam-Melouan.	A 4 kil. S. de Rovigo.	40° à 44°	0 lit. 73 à 2 lit. 08

ANALYSE		OBSERVATIONS
NOM DE L'AUTEUR	DÉTAIL	
De Marigny.	Acide carbonique libre. 0.4969	
	Potasse 0.4543	
	Soude 0.5331	
	Chaux 0.4956	
	Magnésie 0.1133	
	Peroxyde de fer. 0.0210	
	Acide chlorhydrique .. 1.1624	
	— sulfurique 0.1855	
	— carbonique (neutre)............ 0.1583	
	— silicique......... 0.0080	
	2.8312	
Vatonne.	Acide carbonique libre. 0.1971	
	Soude 0.2253	
	Chaux 0.2548	
	Magnésie 0.0989	
	Peroxyde de fer....... 0.0010	
	Acide chlorhydrique .. 0.2300	
	— sulfurique 0.2804	
	— phosphorique.... 0.0041	
	— carbonique (neutre)............ 0.1609	
	— silicique......... 0.0345	
	1.2869	
De Marigny.	Soude 14.1349	
	Chaux 1.2433	
	Magnésie 0.1959	
	Peroxyde de fer....... 0.0150	
	Acide chlorhydrique . 16.8324	
	— sulfurique 4.6892	
	— carbonique (neutre)............ 0.1387	
	— silicique......... 0.0250	
	34.2743	

NUMÉROS D'ORDRE	NOMS DES SOURCES	SITUATION	TEMPÉRATURE	DÉBIT A LA SECONDE
22	Source sulfureuse froide de l'Oued-Tami-ser.	A 26 kil. S.-E. de Blidah.	18°	Faible.
23	Sources salines froides de l'Oued-Djemâa (rive droite).	A 5 kil. S.-S.-E. de l'Arba.	?	?
24	Sources thermales des environs de Djelfa.	A 1 kil. N. de Djelfa.	29°	1 lit.
25	Source alcaline et fer-rugineuse de l'Oued-el-Hammam.	A 6 kil. 5 S. du Fondouck.	25°66	0 lit. 20
26	Source thermale d'Aïn-el-Hammam.	A 58 kil. N.-N.-E. de Djelfa.	22°	4 lit.

ANALYSE		OBSERVATIONS
NOM DE L'AUTEUR	DÉTAIL	

Tingry.	Potasse et soude..... 0,40885
	Chaux............... 0,11310
	Magnésie............ 0,19682
	Fer et alumine........ 0,00900
	Acide chlorhydrique.. 0,48100
	  — carbonique com-
	     biné.......... 0,12108
	  — sulfurique..... 0,32847
	  — nitrique........ traces
	  — silicique....... 0,01450
	Matières organiques.. traces nomb.	

Simon.	Acide carbonique libre 0,01230
	
	Potasse............... 0,00600
	Soude............... 0,07000
	Chaux............... 0,20377
	Magnésie............ 0,07550
	Peroxyde de fer...... 0,01200
	Acide chlorhydrique.. 0,10170
	  — sulfurique...... 0,22700
	  — carbonique (neu-
	     tre)........... 0,10650
	  — silicique........ 0,00120
	
	        0,80367	

NUMÉROS D'ORDRE	NOMS DES SOURCES	SITUATION	TEMPÉRATURE	DEBIT A LA SECONDE
27	Sources alcalines et ferrugineuses de l'Oued-Edjelata.	A 11 kil. S.-O. de Dra-el-Mizan.	17° 5 à 18°	0 lit. 10
28	Source alcaline ferrugineuse froide d'Aïn-ben-Bakti.	A 18 kil. S.-O. de Dellys.	18°	0 lit. 10
29	Source sulfureuse de l'Oued-Okris.	A 22 kil. E.-N.-E. d'Aumale.	13° 66 à 66° 66	0 lit. 25 à 0 lit. 83
30	Source alcaline et ferrugineuse du Caïd de Taourga.	A 13 kil. S.-E.-S. de Dellys.	18° 5	0 lit. 033
31	Sources ferrugineuses du Café Maure (route de Dellys á Tizi-Ouzou).	A 10 kil. S.-E. de Dellys.	10°	0 lit. 030

ANALYSE		OBSERVATIONS
NOM DE L'AUTEUR	DÉTAIL	

De Marigny.	Acide carbonique libre 1.2593
	
	Soude.................. 1.5612
	Chaux................. 0.7402
	Magnésie.............. 0.1544
	Peroxyde de fer....... 0.0160
	Acide chlorhydrique .. 0.7248
	— sulfurique...... 0.6632
	— phosphorique.... traces
	— carbonique (neu-
	    tre)........... 1.0539
	— silicique......... 0.0360
	              2.4779	

De Marigny.	Potasse.............. traces
	Soude 0.2222
	Chaux............... 0.1400
	Magnésie............. 0.2749
	Peroxyde de fer...... 0.0100
	Acide chlorhydrique .. 0.1747
	— carbonique (neu-
	    tre)........... 0.4558
	— silicique......... 0.0400
	              1.3176	

NUMÉROS D'ORDRE	NOMS DES SOURCES	SITUATION	TEMPÉRATURE	DÉBIT À LA SECONDE
32	Source ferrugineuse froide de Mazer.	A 15 kil. E. de Dellys.	18°	3 lit.
33	Source ferrugineuse de Souk-el-Arba.	Fort-National, commune indigène de Fort-National.	19°	0 lit. 10
34	Source minérale de Hadjar-el-Hammam.	A 16 kil. S.-E. de Fort-National.		?

Alger, le 4 novembre 1885.

NOM DE L'AUTEUR	DÉTAIL		OBSERVATIONS
	ANALYSE		
	Potasse et soude......	0.97650	
	Silice..............	0.00800	
	Chaux............	0.16000	
	Magnésie............	0.09735	
	Fer et alumine........	0.01200	
	Acide chlorhydrique..	0.44800	
	— carbonique	0.40773	
	— sulfurique	0.44778	
	TOTAL au litre..	2.45736	
De Marigny.	Acide carbonique libre.	0.0148	
	Soude............	0.0541	
	Chaux............	0.0207	
	Magnésie............	0.0175	
	Peroxyde de fer........	0.0040	
	Acide chlorhydrique...	0.0161	
	— carbonique (neu-tre)...........	0.0664	
	— sulfurique......	0.0040	
	— silicique.........	0.0080	
		0.1842	
Vatonne.	Acide carbonique libre.	0.1850	
	Soude..............	0.0297	
	Chaux............	0.1677	
	Magnésie...........	0.1090	
	Peroxyde de fer........	0.0150	
	Acide chlorhydrique...	0.0762	
	— sulfurique......	0.3820	
	— carbonique (neu-tre)...........	0.0150	
	— silicique.........	0.0200	
		0.8146	

L'Ingénieur en chef des Mines,

POUYANNE.

TABLEAU

DES

EAUX MINÉRALES

DU

DÉPARTEMENT D'ORAN

NUMÉROS D'ORDRE	NOMS DES SOURCES	SITUATION		TEMPÉRATURE	DÉBIT A LA SECONDE
		GÉOGRAPHIQUE	GÉOLOGIQUE		
			I. Eaux alcalines, variété		
1	1° Hammam bou Hadjar (source chaude ou du palmier).	Commune mixte d'Aïn-Témouchent à 50 kilom. S.-O. d'Oran.	Atterrissement récent quaternaire.	75°	3 lit.50
1 bis	2° Hammam bou Hadjar.	Id.	Id.	22°	0 50
1 ter	3° Hammam bou Hadjar.	Id.	Id.	56°	0 25

ANALYSE		OBSERVATIONS
NOM DE L'AUTEUR	DÉTAIL	

bicarbonatée sodique.

Délzenne et Pichard.	Bicarbonate de chaux..	1.070	Ferrugineuse.
	— de magnésie.....	0.052	Dégage de l'acide carbonique.
	— de soude.........	1.075	Dépose du travertin.
	— de fer...........	0.120	
	Sulfate de chaux.......	0.102	
	Chlorure de calcium...	0.161	
	— de magnésium	0.170	
	— de sodium....	2.070	
	Silice.................	0.070	
	TOTAL au litre..	4.890	
Id.	Bicarbonate de chaux..	1.218	
	— de magnésie.....	0.045	
	— de soude.........	1.390	
	— de fer...........	0.132	Ferrugineuse.
	Sulfate de chaux.......	0.105	Dépose du travertin.
	Chlorure de calcium...	0.341	Ocreux.
	— de magnésium	0.162	
	— de sodium....	2.215	
	Silice.................	0.075	
	TOTAL au litre..	5.683	
Id.	Bicarbonate de chaux..	0.514	
	— de magnésie.....	0.030	
	— de soude.........	0.515	
	— de fer...........	0.120	
	Sulfate de chaux.......	0.102	
	Chlorure de calcium...	0.316	
	— de magnésium	0.177	
	— de sodium....	2.013	
	Silice.................	0.070	
	TOTAL au litre..	3.857	

NUMÉROS D'ORDRE	NOMS DES SOURCES	SITUATION		TEMPÉRATURE	DÉBIT À LA SECONDE
		GÉOGRAPHIQUE	GÉOLOGIQUE		
1 quater	4° Hammam Sidi Aït.	Commune mixte d'Aïn-Témouchent, à 50 kilom. S.-O. d'Oran.	Atterrissement récent quaternaire.	58°	0 lit. 15

II. — Eaux sulfureuses,

NUMÉROS D'ORDRE	NOMS DES SOURCES	SITUATION		TEMPÉRATURE	DÉBIT À LA SECONDE
2	1° Aïn-Nouissy.	A 14 kilom. Sud de Mostaganem.	Pliocène.	18°5	0 lit. 20
3	2° Aïn-Mentil.	A 20 kilom. O. d'Ammi-Moussa.	Crétacé inférieur.	2	0 lit. 10

NOM DE L'AUTEUR	DÉTAIL	OBSERVATIONS
»	Analyse non faite. Composition analogue aux précédentes.	Ferrugineuse. Dégage de l'acide carbonique. Dépose du travertin. Toutes ces sources sont l'objet d'une demande en concession pendante.

variété sodique.

NOM DE L'AUTEUR	DÉTAIL		OBSERVATIONS
Pichard.	Hydrogène sulfuré....	0.005	Dans une autre opération on a déterminé spécialement l'HS ; on a trouvé au litre 0 gr.00973
	Carbonate de chaux...	0.322	
	Sulfate de chaux......	0.016	
	Chlorure de calcium...	0.266	
	— de magnésium	0.360	
	— de sodium....	17.136	Cette source est fortement chlorurée sodique.
	Carbonate de magnésie	»	
	— de soude....	0.360	Elle est l'objet d'une demande en concession pendante.
	Silice	0.040	
	Fer.................	traces	
	TOTAL au litre..	18.505	
Baills.	Hydrogène sulfuré....	0.025	
	Chlorure de sodium...	54.100	
	Sulfate de chaux......	3.000	
	— de magnésie...	0.840	
	— d'alumine.....	0.320	
	— alcalin........	0.460	Source très-fortement chlorurée sodique.
	Carbonates Ca 0 et de Mg 0	0.480	
	Carbonate de soude...	0.050	
	Silice................	0.030	
	Fer.................	traces	
	TOTAL au litre..	59.305	

NUMÉROS D'ORDRE	NOMS DES SOURCES	SITUATION		TEMPÉRATURE	DÉBIT
		GÉOGRAPHIQUE	GÉOLOGIQUE		À LA SECONDE

III. — Eaux ferrugineuses.

NUMÉROS D'ORDRE	NOMS DES SOURCES	GÉOGRAPHIQUE	GÉOLOGIQUE	TEMPÉRATURE	DÉBIT À LA SECONDE
4	1ª Aïn-Merdja.	Commune mixte de Nemours, à 5 kil. S. de l'embouchure de la Tafna.	Basalte post-helvétien (roche émissaire).	23°	1 lit.
5	2ª Aïn-el-Hammam	Commune mixte de Tlemcen, à 6 kilom. N. de Sebdou.	Jurassique supra coral-lien.	26°	18 lit.
6	3° Hammam'-el-Hout.	Commune de plein exercice de Tlemcen, à 10 kil. N. de Tlemcen.	Jurassique supra coral-lien.	30°	25 lit.
7	4° Aïn-Madagre.	A 26 kilom O. de Bou Sfer.	Jurassique.	35°5	1 lit.

NOM DE L'AUTEUR	ANALYSE		OBSERVATIONS
	DÉTAIL		

variété carbonatée.

NOM DE L'AUTEUR	DÉTAIL		OBSERVATIONS
Tingry.	Carbonate de chaux....	0.097	
	— de magnésie.	0.039	
	Sulfate de chaux.......	0.092	
	Chlorure de magnésium	0.116	
	— de sodium....	0.395	
	Silice	0.017	
	Fer alumine...........	0.035	
	TOTAL au litre..	0.791	
Tingry.	Carbonate de chaux....	0.624	
	— de magnésie.	0.100	Dépose du travertin.
	Sulfate de chaux.......	0.116	
	Chlorure de sodium....	0.166	
	Fer et alumine.........	0.093	
	Silice................	0.012	
	TOTAL au litre..	1.111	
Tingry.	Carbonate de chaux....	0.099	
	— de magnésie.	0.098	
	Sulfate de chaux.......	0.082	
	— de magnésie....	0.032	
	Chlorure de sodium....	0.085	
	Fer et alumine.........	0.008	
	Silice................	0.003	
	TOTAL au litre..	0.407	
Tingry.	Carbonate de chaux....	0.095	
	— de magnésie.	0.087	
	Sulfate de chaux.......	0.505	Dépose du travertin.
	— de magnésie....	0.100	
	— de soude......	0.068	
	Chlorure de sodium....	1.290	
	Silice................	0.015	
	Fer et alumine........	0.018	
	TOTAL au litre..	2.278	

NUMÉROS D'ORDRE	NOMS DES SOURCES	SITUATION		TEMPÉRATURE	DÉBIT A LA SECONDE
		GÉOGRAPHIQUE	GÉOLOGIQUE		

IV. - Eaux

V. — Eaux

1ᵉ VARIÉTÉ

NUMÉROS D'ORDRE	NOMS DES SOURCES	GÉOGRAPHIQUE	GÉOLOGIQUE	TEMPÉRATURE	DÉBIT A LA SECONDE
8	1° Hammam Sidi Cheikh.	Commune indigène de Marnia, à 4 kil. N. de Marnia.	Miocène cartennien.	33°	10 lit.
9	2° Hammam Sidi bel Kheir.	Commune indigène de Marnia, à 10 kilom. Est de Marnia.	Miocène au contact du cartennien et de l'helvétien.	36°	7 lit.
10	3° Bains de la Reine	A 3 kilom. N.-O. d'Oran.	Schistes anciens.	52°	5 lit.

ANALYSE		OBSERVATIONS
NOM DE L'AUTEUR	DÉTAIL	

arsénicales. *Néant.*

---

salines.

CHLORURÉE SODIQUE.

Tingry.	Carbonate de chaux....	0.032	Dépose du travertin.
	Sulfate de chaux........	0.495	
	Chlorure de sodium....	1.913	
	— de magnésium	0.770	
	Fer et alumine...........	traces.	
	Silice...................	0.017	
	TOTAL au litre..	3.227	

Baills.	Chlorure de sodium....	0.850	Dépose du travertin.
	— de magnésium	0.450	
	Carbonate de soude....	0.070	
	— Ca 0 et Mg 0.	0.080	
	Sulfate de chaux........	0.065	
	— de magnésie....	0.025	
	Silice...................	0.030	
	Matières organiques....	0.020	
	TOTAL au litre..	1.290	

Pichard.	Chlorure de sodium....	7.923	Bromurée.
	Bromure de sodium....	0.083	Etablissement thermal assez fréquenté.
	Chlorure de potassium	0.034	
	— de magnésium	1.247	
	— de fer.........	0.036	
	Carbonate de chaux...	0.405	
	Sulfate de chaux......	0.510	
	— de magnésie...	0.600	
	Silice	0.085	
	TOTAL au litre..	10.223	

NUMÉROS D'ORDRE	NOMS DES SOURCES	SITUATION		TEMPÉRATURE	DÉBIT À LA SECONDE
		GÉOGRAPHIQUE	GÉOLOGIQUE		
11	4° Hammam Ould Khaled, dite Grandes Eaux chaudes de Saïda.	Commune indigène de Saïda, à 6 kil. N.-E. de Saïda.	Oxfordien.	45°	8 lit.
12	5° Ouled Sidi Brahim.	A 39 kil. Est de Mostaganem.	Miocène (helvétien).	66°	1 lit.
					2° VARIÉTÉ
13	1° Aïn Sidi Abdelli	Commune mixte de Tlemcen, à 25 kilom. N.-N.-E. de Tlemcen.	Miocène (helvétien).	38°	40 lit.
14	2° Hammam bou Hanifia.	Commune mixte de Mascara, à 20 kil. S.-O. de Mascara.	Crétacé (aptien).	58°	8 lit.

NOM DE L'AUTEUR	ANALYSE — DÉTAIL		OBSERVATIONS
Bailloud.	Carbonate de chaux....	0.070	Très-renommée chez les indigènes.
	Sulfate de chaux........	0.560	
	— de magnésie....	0.135	
	— alcalin...........	0.084	
	Chlorure de sodium....	0.606	
	TOTAL au litre..	1.455	
Tingry.	Carbonate de chaux....	0.088	
	— de magnésie.	0.008	
	Sulfate de chaux........	0.094	
	Chlorure de sodium....	0.444	
	Silice.................	0.004	
	Fer et alumine.........	0.010	
	TOTAL au litre..	0.648	

CARBONATÉE CALCIQUE.

NOM DE L'AUTEUR	DÉTAIL		OBSERVATIONS
Tingry.	Carbonate de chaux....	0.189	Dépose du travertin.
	— de magnésie.	0.084	
	Sulfate de chaux........	0.047	
	— de magnésie....	0.034	
	Chlorure de sodium....	0.099	
	Fer et alumine.........	0.011	
	Silice.................	0.002	
	TOTAL au litre..	0.466	
Ville.	Carbonate de chaux.....	1.29	Établissement thermal bâti par le Génie.
	— de magnésie..	0.09	Dépose du travertin.
	Chlorures..............	0.05	
	Sulfate de chaux........	0.03	
	— de magnésie.....	0.04	
	Silice.................	0.04	
	Fer	traces	
	Pertes.................	0.02	
	TOTAL au litre..	1.56	

NUMÉROS D'ORDRE	NOMS DES SOURCES	SITUATION		TEMPÉRATURE	DÉBIT À LA SECONDE
		GÉOGRAPHIQUE	GÉOLOGIQUE		
		VI. — Eaux gazeuses.			
15	Hammam Sidi Ali ben Youb.	Commune mixte de Boukanéfis, à 20 kil. S.-O. de Sidi-bel-Abbés.	Atterrissement ancien quaternaire.	24°	220 lit
		VII. — Eaux			
16	Hammam bou R'ara.	Commune indigène de Marnia, á 12 kilom. N.-E. de Marnia.	Miocéne (helvétien).	48°	12 lit.

Alger, le 4 novembre 1885.

ANALYSE		OBSERVATIONS
NOM DE L'AUTEUR	DÉTAIL	

variété simple.

	Bicarbonates alcalins... 0.047	
	Acide carbonique libre. 0.117	
	Sulfates alcalins........ 0.078	
	Carbonates de Ca 0 et de	
Bailloud.	Mg 0 .... 0.160	
	Chlorure de sodium.... 0.095	
	Silice 0.005	
	TOTAL au litre.. 0.502	

thermales simples.

	Chlorure de sodium.... 0.090	
	— de magnésium 0.010	
	Carbonate de soude.. 0.080	
	Carbonates de Ca 0 et de	Petit établissement thermal
Baillis.	Mg 0 .... 0.040	à l'usage des indigènes, bâti par
	Sulfate de chaux....... 0.045	le Génie.
	Silice................. 0.075	
	Matières organiques.... 0.060	
	TOTAL au litre.. 0.400	

L'Ingénieur en chef des Mines,

POUYANNE.

3

TABLEAU

DES

EAUX MINÉRALES

DU

DÉPARTEMENT DE CONSTANTINE

NUMÉROS D'ORDRE	NOMS DES SOURCES	SITUATION	TEMPÉRATURE	DÉBIT À LA SECONDE
1	Hammam des Bibans.	38 kil. à l'Ouest 18° 30' Nord de Bordj-bou-Arréridj, commune indigène de Bordj-bou-Arréridj.	81° 76° 56° 35°	Nombreux points d'émergence un seul 9 litres 4 Deux autres 10 litres 35
2	Hammam de Dalah.	37 kil. à l'Ouest 25° Sud de Bordj-bou-Arréridj, commune indigène de Bordj-bou-Arréridj.	35°	abondant

ANALYSE		OBSERVATIONS
NOM DE L'AUTEUR	DÉTAIL	
A. Pharmacien. Hôpital militaire de Sétif.	**A** Bicarbonate de chaux. 0.77 Sulfate de magnésie... 2.17 Chlorure de potassium 1.37 — sodium... 12.33 Sulfure de sodium.... 0.22 Matières organiques.... traces très sensibles. Perte.............. 0.04 TOTAL des sels par kilogramme.... 16.80	Établissement indigène qui avait été construit et était entretenu par le Bach-Agha de la Medjana. Très fréquenté des indigènes Action supérieure à celle de Barège.
B. Poncelet, manipulateur de chimie au laboratoire de Constantine.	**B** Acide carbonique des carbonates neutres.. 0.170 Soufre des sulfures.... 0,0105 Silice.............. 0,0200 Chaux.............. 0.075 Acide sulfurique..... 0.922 Chaux,............. 0.840 Magnésie,........... 0.073 Potassium........... 0.729 Sodium............. 5.223 17.0555 A déduire, oxygène de la chaux unie au chlore 0.087 16.969 Résidu d'évaporation de 1 litre.......... 16.970 Perte.............. 0.001	L'analyse B doit être considérée comme ne rendant que très imparfaitement les propriétés sulfureuses de cette source, soit à cause de la manière dont elle a été puisée, soit à cause d'une altération survenue depuis le puisement. Sort du terrain néocomien.
»	Sulfureuse.	Très fréquentée des indigènes Terrain néocomien.

NUMÉROS D'ORDRE	NOMS DES SOURCES	SITUATION	TEMPÉRATURE	DÉBIT A LA SECONDE
3	Aïn Tisselent.	5 kil. 400 à l'Ouest 9° Nord d'Akbou.	froide	2 litres
4	Hammam Mansourah ou Azigal.	26 kil. 4 à l'Ouest 3° Sud de Bordj-bou-Arréridj, commune indigène de Bord-bou-Arréridj.	très élevée	Très abondante.
5	Source d'Akbou.	Emergeant du piton d'Akbou lui-même, commune indigène d'Akbou.	18°	0 lit. 17
6	Aïn bordj Boni.	27 kil. 6 au Nord 49° 30' Ouest de Bordj-bou-Arréridj, commune indigène d'Akbou.	14°	0 lit. 11
7	Hammam des Ouled Sidi Yaya.	A 10 kil. d'Akbou en remontant le cours du Bou Sellam, commune indigène d'Akbou.	58°	10 lit.

| ANALYSE | | OBSERVATIONS |
NOM DE L'AUTEUR	DÉTAIL	
»	Ferrugineuse.	Les indigènes s'en servent comme boisson. Terrain nummulitique supérieur.
»	Sulfureuse.	Très fréquenté des indigènes. Terrain nummulitique supérieur.
Poncelet.	Matières organiques.... traces Oxyde de fer.......... traces Acide carbonique combiné................. 0.305 Résidu fixe par litre d'eau 0.757 Silice................. 0.011 Acide sulfurique....... 0.089 Chlore................ 0.327 Chaux................ 0.174 Magnésie.............. 0.0428 Potassium............. traces Sodium............... 0.242	Malgré les résultats de l'analyse ci-contre, cette eau est considérée comme ferrugineuse. Les indigènes s'en servent comme bains et boissons. Terrain jurassique.
»	Sulfureuse.	Employée en bains par les indigènes. Terrain cénomanien.
Dr Jaillard.	Carbonate de chaux... 0.673 — magnésie 0.087 Chlorure de sodium... 12.648 — calcium... 0.322 — magnésium 0.731 Sulfate de chaux...... 0.983 — soude...... 0.642 Silice................. 0.022 Peroxyde de fer....... 0.047 Iodure de sodium..... traces Perte................. 0.115 TOTAL des sels par lit. 15.540	Les eaux de Sidi Yaya sont très-réputées et très fréquentées chez les indigènes ; elles passent pour guérir les maladies des reins, les rhumatismes, les affections de la vessie et la stérilité (*Journal de médecine et de pharmacie de l'Algérie*, n° 2, mai 1870). Terrain jurassique.

NUMÉROS D'ORDRE	NOMS DES SOURCES	SITUATION	TEMPÉRATURE	DÉBIT A LA SECONDE
8	Source du Djebel Aderni.	33 kil. 40 au Nord 33° 50' Ouest de Bordj-bou-Arréridj, commune indigène d'Akbou.	froide	»
9	Hammam de l'Oued Ksob.	35 kil. 2 au Sud 32° 10' Ouest Bordj-bou-Arréridj, à 10 kil. au Nord de M'silah, commune indigène de M'silah.	29°	Très abondante.
10	Hammam du Djebel Morican.	13 kil. 2 à l'Ouest 23° 30' Nord de Bordj-bou-Arréridj, commune indigène de Bordj-bou-Arréridj.	tiède.	Peu abondante.
11	Aïn Kebrit Mkarias.	16 kil. 4 au Sud 48° 20' Ouest de Bordj-bou-Arréridj, commune indigène de Bordj-bou-Arréridj.	tiède.	Peu abondante.
12	Aïn El-Hammam ou Takrebt El-Guerria.	35 kil. 60 à l'Ouest 21° 10' Sud de Bougie, commune indigène de Bougie.	80°	Très abondante.

| ANALYSE | | OBSERVATIONS |
NOM DE L'AUTEUR	DÉTAIL	
»	Salée.	Exploitée par les indigènes pour la fabrication du sel. Terrain cénomanien.
Poncelet.	Résidu fixe pour 1 litre, 0,635. Acide carbonique des carbonates neutres.... 0.125 Acide sulfurique........ 0.280 Chlore............... 0.138 Soufre............... 0.002 Magnésie............. 0.013 Chaux................ 0.100 ——— 0.658	Très fréquentée des indigènes L'analyse ci-contre ne rend compte que très imparfaitement des propriétés sulfureuses bien certaines de ces eaux. Cette source sort des couches fortement relevées du calcaire suessonien, sans être en rapport avec aucune roche éruptive.
»	Sulfureuse.	Employée par les indigènes Terrain nummulitique supérieur.
»	Sulfureuse.	Insuffisante pour les bains; employée seulement comme boisson. Terrain nummulitique supérieur.
A. L. Dubois, pharmacien. Hôpital militaire de Bougie. n. Poncelet.	A Légèrement sulfureuse. B Par litre d'eau. Matières organiques.... traces Acide carbonique des carbonates neutres... 0.028 Acide sulfurique....... 0.037 Chlore............... 0.017 Chaux............... 0.013 Magnésium........... 0.008 Sodium.............. 0.009 ——— 0.107 Résidu d'évaporation... 0.105 ——— Excès des résultats 0.002	Anciens thermes Romains réparés depuis l'occupation française. Terrain nummulitique supérieur.

NUMÉROS D'ORDRE	NOMS DES SOURCES	SITUATION	TEMPÉRATURE	DÉBIT À LA SECONDE
13	Hammam de Koïba.	21 kil. 20 au Nord 26° Ouest de Bordj-bou-Arréridj, commune indigène de Bordj-bou-Arréridj.	tiède.	Peu abondante.
14	Aïn Kébrita El-Guer-rigua.	11 kil. 60 à l'Ouest 38° Nord de Bordj-bou-Arréridj, commune indigène de Bordj-bou-Arréridj.	tiède.	Peu abondante.
15	Source de Tifra ou Hammam Sillal.	33 kil. 40 à l'Ouest 13° 20' Sud de Bougie, commune indigène de Bougie.	85°	Faible.

ANALYSE		OBSERVATIONS
NOM DE L'AUTEUR	DÉTAIL	
»	Sulfureuse.	Insuffisante pour les bains. Terrain cénomanien.
»	Sulfureuse.	Employée par les indigènes pour le blanchissage du lin. Terrain sénonien.
A. L. Dubois.	**A** Beaucoup plus sulfureuse que sa voisine et analogue du n° 10	
B. Poncelet.	**B** Par litre d'eau. Acide carbonique des carbonates neutres... 0.183 Acide sulfurique........ 0.027 Chlore................. 1.065 Chaux................. 0.314 Magnésie.............. 0.054 Potassium............. 0.039 Sodium................ 0.554 Soufre................ 0.001 Oxyde de fer.......... fortes traces Matiéres organiques.... traces —————— 2.237 A déduire: oxygéne de la magnésie et de la chaux combinée au chlore................ 0.040 —————— 2.497 Résidu de l'évaporation 2.480 —————— Excés................. 0.017	Anciens thermes Romains réparés depuis l'occupation française. Terrain nummulitique.

NUMÉROS D'ORDRE	NOMS DES SOURCES	SITUATION	TEMPÉRATURE	DÉBIT À LA SECONDE
16	Saline de M'sissa près Seddouck.	27 kil. au Sud 50° 50' Ouest de Bougie, commune indigène de Bougie.	froide	abondante.
17	Hammam Sidi Ayed.	36 kil. au Sud 63° 30' Ouest de Bougie, commune indigène de Bougie.	50°	Faible.
18	Aït El-Hamma.	Tout près de la précédente, commune indigène de Bougie.	40°	«
19	Aïn Ta Hammant.	34 kil. 80 au Nord 40° 30' Ouest de Bordj-bou-Arréridj, commune indigène de Bordj-bou-Arréridj.	tiède.	Faible.
20	Hammam Beïnen.	19 kil. 60 au Nord 9° 30' Ouest de Bordj-bou-Arréridj, commune indigène de Bordj-bou-Arréridj.	35° à 50°	Très abondante. Nombreux points d'émergence.
21	Source gazeuze des Fenaïas.	26 kil. à l'Ouest 17° 50' Sud de Bougie, commune indigène de Bougie.	froide	Peu abondante.
22	Aïn El-Kébir	4 kil. 80 au Sud 23° Est de Bordj-bou-Arréridj, commune mixte de Bordj-bou-Arréridj	tiède.	Peu abondante.

| NOM DE L'AUTEUR | ANALYSE | OBSERVATIONS |
	DÉTAIL	
»	Salée.	Exploitée pour sel par les indigènes. Émergeant du terrain sénonien.
»	»	Non utilisée comme thermes. Terrain miocène inférieur.
»	»	Employée pour les irrigations. Terrain miocène inférieur.
»	Thermale simple.	Fréquentée par les indigènes. Terrain cénomanien.
»	Eaux salines.	Piscine fréquentée par les indigènes. Terrain sénonien.
»	Ferrugineuse et gazeuse.	Trop peu abondante pour qu'il puisse être question de l'employer en bains. Sort des couches très relevées du terrain miocène inférieur.
»	Sulfureuse.	Employée comme boisson à Bordj-bou-Arréridj. Terrain sénonien.

NUMÉROS D'ORDRE	NOMS DES SOURCES	SITUATION	TEMPÉRATURE	DÉBIT À LA SECONDE
23	Saline de Beni Our-tillan.	34 kil. au Nord 9° 10' Est de Bordj-bou-Arréridj, commune indigène de Bordj-bou-Arréridj.	froide	»
24	Saline de El-Mellaha.	27 kil. 40 au Sud 40° Ouest de Bougie, commune indigène de Bougie.	Id.	»
25	Hammam de Taourirt (Ighil Alik).	38 kil. 80 au Nord 12° Est de Bordj-bou-Arréridj, commune indigène de Sétif.	»	»
26	Hammam bel Arribi.	55 kil. 2 au Sud 10° 15' Est de Bordj-bou-Arréridj, commune indigène de M'silah.	34°	abondante.
27	Hammam de l'Oued Amizour ou Mta-Hammant.	18 kil. 2 au Sud 48° 10' Ouest de Bougie, commune indigène de Bougie.	50°	Faible.

ANALYSE		OBSERVATIONS
NOM DE L'AUTEUR	DÉTAIL	
»	Salée.	Exploitée par les Indigènes. Emergeant du terrain cénomanien.
»	Salée.	Exploitée par les Indigènes. Emergeant du terrain sénonien.
»	Thermale simple.	Deux points d'émergence contigus. Terrain sénonien.
»	Sulfureuse.	Sort des couches très relevées du terrain miocène inférieur.
Poncelet.	Matières organiques.... fortes traces Acide carbonique des carbonates neutres... 0.385 Acide sulfurique....... 1.451 Chlore................ 0.310 Chaux................ 0.475 Magnésie............. 0.055 Potassium............ 0.084 Sodium.............. 0.302 TOTAL.......... 3.059 Résidu d'évaporation de l'eau............... 3.115 DIFFÉRENCE .... 0.056 La différence représente l'oxygène combiné au sodium qui existe dans l'eau en partie sous forme de sulfate et de carbonate de soude.	Piscine fréquentée par les Indigènes et même par les Européens du village voisin. Terrain sénonien.

NUMÉROS D'ORDRE	NOMS DES SOURCES	SITUATION	TEMPÉRATURE	DÉBIT A LA SECONDE
28	Aïn El-Djrab.	13 kil. 8 à l'Est 16° 30' Sud de Bordj-bou-Arréridj, commune indigène de Bordj-bou-Arréridj.	Tiède.	Faible.
29	Aïn Mou Bou Gacem.	A 11 kil. de Bougie sur la route d'Aumale, arrondissem. de Bougie.	froide	Faible.
30	Salines de Dra-el-Arba.	31 kil. Sud 15° 50' Ouest de Bougie, commune indigène de Sétif.	»	»
31	Madala.	4 kil. 3 au Sud 63° 30' Ouest de Bougie, commune de plein exercice de Bougie.	18°	0 lit. 1

NOM DE L'AUTEUR	ANALYSE — DÉTAIL	OBSERVATIONS
»	Sulfureuse.	Fréquentée par les Indigènes. Étage nummulitique supérieur.
L. Dubois.	28° à l'hydrotimètre. Acide carbonique ..... 0.025 Sulfate de magnésie... 0.0902 Chlorure de calcium.. 0.1368 Fer non encore dosé... en faib. quant.	C'est une eau faiblement ferrugineuse qui dépose très vite son fer et, par conséquent, qui ne pourrait être utilisée que sur place. Sort d'un pointement éruptif.
H. Fournel.	Salée. Eau............... 803.7254 Chlorure de sodium. 192.4130 — magnésium. 1.2905 — calcium. 0.4224 Sulfate de chaux.... 1.6810 — magnésie. 0.2425 Carbonate de chaux. 0.1565 — magnésie 0.0289 Silice............... 0.0392 1000.0000	Exploitée par les Indigènes. Sort du terrain sénonien.
L. Dubois.	Acide carbonique ... 0.003 Matières organiques. 0.043 Silice .... 0.046725 Carbonate de chaux. 0.03571 — fer.... 0.03562 Alumine............. 0.0573 Sulfate de chaux.... 0.051365 Chlorure de magnésium .... 0.004781 — sodium. 0.093745 — calcium 0.026759 Carbonates de manganèse et phosphates. traces. TOTAL par litre 0.365005	L'eau ne se conserve pas et ne pourrait être utilisée que sur place. Terrain nummulitique supérieur.

NUMÉROS D'ORDRE	NOMS DES SOURCES	SITUATION	TEMPÉRATURE	DÉBIT À LA SECONDE
32	Aïn Ahmed ben Kacem.	46 kil. au Sud 26° Est de Bordj-bou-Arréridj, commune indigène de Sétif.	13°	3 à 4 lit.
33	Hammam Guergour ou Sidi-el-Djoudi.	33 kil. 8 à l'Ouest 29° Nord de Sétif, commune indigène de Sétif.	48°	Très considérable.
34	Aïn Kronna.	49 kil. 60 au Sud 31° 15' Ouest de Sétif, commune indigène de Sétif.	»	»
35	Djebel Fersane. (Eau du marché de Kseur-el-Thir).	33 kil. 6 au Sud, 36° Ouest de Sétif, commune indigène de Sétif.	tiède.	abondante.

ANALYSE			OBSERVATIONS
NOM DE L'AUTEUR	DÉTAIL		
De Marigny.	Chlorure de sodium et de magnésium	1.6629	Cette eau est essentielle-ment magnésienne ; n'est pas employée.
	Sulfate de chaux et de magnésie............	4.0652	
	Carbonate de magnésie	0.4680	
	Silice et oxyde de fer.	0.0080	
	Matières organiques ...	indéterminées	
	TOTAL par litre..	6.2041	
Poncelet.	Acide carbonique libre.	0.012	Anciens thermes romains en-core très fréquentés actuelle-ment.
	— en bicarbonate	0.142	
	Résidu de l'évaporation.	3.251	
	Silice................	0.010	Émerge du terrain crétacé inférieur, pas de roche éruptive dans le voisinage.
	Chlore	0.484	
	Acide sulfurique.......	1.624	
	Chaux................	0.779	
	Magnésie.............	0.156	
	Sodium..............	0.206	
	Potassium	»	
	TOTAL............	3.259	
»	Ferrugineuse et salée.		Terrain jurassique.
P. Leize.	Acide carbonique libre	0.0125	En fait, cette eau a été amé-nagée comme eau potable.
	Carbonate de chaux...	0.0431	
	Sulfate de chaux......	0.0420	
	— magnésie..	0.1467	
	Chlorures de magné-sium sodium et cal-cium	0.4891	
	Matières organiques...	traces	
	TOTAL par litre..	0.4334	

NUMÉROS D'ORDRE	NOMS DES SOURCES	SITUATION	TEMPÉRATURE	DÉBIT A LA SECONDE
36	Dra El-Kaïd.	31 kil. 20 au Nord 30° Ouest de Sétif commune indigène de Sétif.	»	»
37	Aïn Sfa.	21 kil. au Nord 45° 15' Ouest de Sétif, commune mixte de Sétif.	tiède.	abondante.
38	Aïn Benzeri Tilmassen.	22 kil. 4 au Nord 40° 55' Ouest de Sétif.	»	»
39	Saline des Beni Ismaïls.	40 kil. au Nord 21° 50' Ouest de Sétif, commune indigène de Sétif.	»	»
40	Hammam du Bou Sellam.	20 kil. au Sud 47° 40' Ouest de Sétif, commune mixte de Sétif.	44°5 à 49°5	Très abondante.
41	Source gazeuse des Beni Ismaïls.	39 kil. 6 au Nord 17° 50' Ouest de Sétif, commune indigène de Sétif.	froide	Très faible.

ANALYSE		OBSERVATIONS
NOM DE L'AUTEUR	DÉTAIL	
»	Eau gazeuse.	Trop peu abondante pour être employée en bains. Sort du terrain suessonien ; pas de roches éruptives dans le voisinage.
»	Thermale simple.	Source intermittente. Sort du terrain cénomanien.
»	Sulfureuse.	C'est plutôt une mare qu'une source ; sort du terrain suessonien au voisinage d'un îlot gypseux.
»	Salée.	Exploitée par les Indigènes. Sort du terrain cénomanien.
Roucher, (1859)	Sulfate de soude...... 0.306 Sulfate de chaux....... 0.384 Bicarbonate de chaux.. 0.144 Carbonate de soude.... 0.019 Chlorure de sodium.... 0.484 — calcium... 0.029 — magnésium 0.027 — silice...... 0.060 Matières organiques et oxyde de fer.......... 0.016 Pertes................ 0.014 TOTAL par litre.... 1.433	Fréquentée des Indigènes. D'après leur composition on peut dire que ce sont des eaux sulfatées faibles, à haute thermalité, recommandables pour les névroses et les rhumatismes Sort au milieu des terrains lacustres pliocènes ou post-pliocène de Constantine, mais doit être en rapport avec un pointement secondaire souterrain.
»	Ferrugineuse et gazeuse.	Trop peu abondante pour être employée en bains. Sort du terrain cénomanien.

NUMÉROS D'ordre	NOMS DES SOURCES	SITUATION	TEMPÉRATURE	DÉBIT À LA SECONDE
42	Aïn Sidî Youssef.	Village de Dergunah sur la route de Bougie à Sétif à 48 kil. de Bougie, commune indigène de Bougie.	60°	Considérable.
43	Source du Magris	17 kil.2 au Nord 22° Ouest de Sétif, commune mixte de Sétif.	30°	»
44	Hammam Ouled Séfian ou Hammam Bou Taleb.	72 kil. 6 à l'Ouest 12° 30' Nord de Batna, commune indigène de Sétif.	53°	20 litres.
45	Sources Zaatcha.	Oasis de Zaatcha, commune indigène de Biskra.	28°	abondante.

ANALYSE		OBSERVATIONS
NOM DE L'AUTEUR	DÉTAIL	
»	Thermale simple.	Elle est très potable après refroidissement, et son régime est très variable. Terrain cénomanien.
»	Thermale simple.	Sort du terrain nummulitique.
A. P. Leize.	**A** Résidu de l'évaporation par litre.............. 3.4 Degré hydrotimétrique.. 75 Quantité abondante de sulfate de magnésie, de sulfate de chaux et de sel gemme.	
B. Poncelet.	**B** Résidu d'évaporation de 1 litre................ 3.8 L'eau sent assez fortement l'hydrogène sulfuré. Hydrogène sulfuré libre 0.0037 Acide carbonique des carbonates neutres.. 0.178 Chlore................ 1.240 Acide sulfurique...... 0.866 Chaux................ 0.732 Magnésie............. 0.056 Sodium............... 0.738 Soufre des sulfures 0.008, doit résulter de la réduction des sulfates par les matières organiques.	Piscine construite par le Génie, fréquentée par les Indigènes. Sort du terrain jurassique en couches verticales.
»	Analogue à celle de Lichana.	C'est l'eau qui alimente l'oasis de Zaatcha. Sort du terrain suessonien.

NUMÉROS D'ORDRE	NOMS DES SOURCES	SITUATION	TEMPÉRATURE	DÉBIT À LA SECONDE
46	Aïn-Hamza (Taki-tount).	24 kil. au Nord 4° 30' Ouest de Sétif, commune indigène de Sétif.	froide	0 lit. 05
47	Aïn-el-Guelt à Lichana.	Oasis de Lichana, commune indigène de Biskra.	19°50	30 litres.
48	Bou Chagroun.	Oasis de Bouchagroun, commune indigène de Biskra.	25°	50 litres.
49	Source salée des Ouled Ali.	64 kil. 6 à l'Ouest 3° 50 Nord de Batna, commune indigène de Batna.	»	»
50	Source sulfureuse du Djebel Djerzar ou Hammam Guedjema.	59 kil. à l'Ouest de Batna, commune indigène de Batna.	38°	»
51	Aïn-Sefian.	58 kil. à l'Ouest 41° 30' Sud de Batna, commune indigène de Batna.	24°	120 à 150 litres

ANALYSE		OBSERVATIONS
NOM DE L'AUTEUR	DÉTAIL	
P. Leize.	Acide carbonique libre, 680° par litre. Bicarbonate de soude... 1.22 Carbonate de soude et carbonate de chaux.. Traces de fer...........	Cette eau paraît comparable à l'eau de Vichy, mais plus riche en gaz et plus pauvre en bicarbonates alcalins. Sort du terrain sénonien, pas de roches éruptives dans le voisinage.
De Marigny.	Chlorure de magnésium 0.2663 Sulfate de chaux et de magnésie........... 1.6525 Carbonates id....... 0.1500 Oxyde de fer et silice. 0.0420 Matières organiques... Indétern. Par kilog. d'eau... 2.0808	C'est l'eau qui alimente l'oasis de Lichana. Sort du terrain suessonien.
De Marigny.	Chlorure de magnésium et de potassium 0.2272 Sulfates de chaux et de magnésie........... 1.5316 Carbonates id....... 0.1386 Silice gélatineuse..... 0.0085 Matières organiques... Indétern. Par kilog. d'eau... 1.9059	C'est l'eau qui alimente l'oasis de Bou-Chagreun. Sort de la craie moyenne.
»	Salée.	Non utilisée parce que le sol ne se prête pas à la construction de bassins et qu'en outre, le sel n'est pas rare dans cette région. Surbordonnée à un îlot jurassique gypseux.
»	Sulfureuse.	Sort du terrain miocène inférieur.
»	Thermale simple.	C'est une eau potable. Sort de la craie moyenne.

NUMÉROS D'ORDRE	NOMS DES SOURCES	SITUATION	TEMPÉRATURE	DÉBIT A LA SECONDE
52	Source de Afouzer.	16 kil. 8 à l'Ouest 22° Sud de Djidjelli, commune indigène de Djidjelli.	froide	Assez abondante.
53	Kasbaïte.	16 kil. 6 à l'Est 29° 40' Nord de Sétif, commune indigène de Sétif.	27°	»
54	Aïn-Oumach.	12 kil. à l'Ouest 28° 30' Sud de Biskra, commune indigène de Biskra.	27°	247 litres.
55	Hammam El-Hadj ou El-Kroubzet.	28 kil. 4 au Nord 16° 20' Ouest de Biskra, commune indigène de Biskra.	40°	abondante.

NOM DE L'AUTEUR	ANALYSE		OBSERVATIONS
	DÉTAIL		
»	Ferrugineuse.		Il y a un assez grand nombre de points d'émergence. Utilisée comme boisson par les exploitants des mines de Cavallo. Sort du massif éruptif.
»	Salines.		Peu fréquentées. Émerge au milieu du terrain lacustre de Constantine, mais paraît dériver des couches sénoniennes.
De Marigny.	Chlorure de sodium .. — de potassium — de magnésium......	0.3749	C'est l'eau qui alimente l'importante oasis d'Oumach. Sort de la craie moyenne.
	Sulfates de soude, chaux et magnésie..	1.5974	
	Carbonates de chaux et de magnésie......	0.1520	
	Silice et oxyde de fer.	0.004	
	Matières organiques ..	Indét.	
	TOTAL par kilog..	2.2119	
E. Bertheraud	Salines chlorurées.		Piscine romaine encore fréquentée par les Indigènes.
	Matière organique	Indéterm.	
	Acide carbonique, litre.	Id.	L'acide sulfydrique paraît être un résultat d'altération des sulfates.
	Acide sulfydrique.....	0.0142	
	Résidu fixe par litre : 2ᵍ977.		
Poncelet.	Silice	0.0230	Une partie de la magnésie peut exister dans l'eau à l'état de magnésium non combiné avec l'oxygène.
	Chlore...............	0.6150	
	Iode	0.0027	Cette source sort du terrain miocène inférieur.
	Acide sulfurique......	0.9680	
	Chaux...............	0.5490	
	Magnésie	0.1630	
	Potassium	0.0896	
	Sodium..............	0.5880	
	TOTAL....	2.9983	

NUMÉROS d'ordre	NOMS DES SOURCES	SITUATION	TEMPÉRATURE	DÉBIT A LA SECONDE
56	Source salée de l'extrémité Sud-Est du Djebel Gharribou.	23 kil. 6 au Nord 19° Ouest de Biskra, commune indigène de Biskra.	»	»
57	Hammam Salaïn.	5 kil. 40 à l'Ouest 38° 50' Nord de Biskra, commune indigène de Biskra.	45°	50 litres
58	Hammam des Ouled Sliman.	45 kil. 2 à l'Ouest 6° 30 Nord de Batna, commune indigène de Batna.	33°	15 litres.
59	Source de Biskra.	5 kil. 4 au Nord 13° 15' Est de Biskra, commune indigène de Biskra.	29° 33°	300 litres.

NOM DE L'AUTEUR	ANALYSE	OBSERVATIONS
	DETAIL	
Vatonne.	Chlorure de sodium. 260.7143 Sulfates de soude, de chaux et de magné- sie .... 0.2656 Matières organiques Indéterm Total par kil. d'eau. 269.5509	Non utilisée à cause du voisinage de la montagne de sel. Dérive immédiatement de la masse gypso-saline qui appartient à l'étage sénonien.
Vatonne.	Chlorure de sodium... 6.7143 Sulfates de soude, de chaux et de magné- sie .... 2.4774 Carbonates, id........ 0.3140 Silice libre .... 0.0286 Matières organiques.. Indéterm. Total des sels par litre. 9.234 Acide sulfhydrique, id.. 0.0045 Acide carbonique, id.. 0.0562	Établissement construit par le Génie. Très fréquenté des Européens et des Indigènes. Sort au milieu des couches pliocènes lacustres du nord de Biskra, mais paraît en rapport avec un pointement souterrain des couches crétacées inférieures ; pas de roches éruptives dans le voisinage.
»	Thermale simple.	Sort du terrain cénomanien.
Vatonne.	Chlorure de sodium... 1.1683 Sulfates de soude, de chaux et de magné- sie .... 0.7827 Carbonates de chaux et magnésie .... 0.1790 Silice gélatineuse ..... 0.0310 Matières organiques... Indéterm. Total........ 2.1610	C'est l'eau qui alimente l'oasis de Biskra. Sort au milieu des couches pliocènes lacustres, mais paraît en rapport avec un relèvement souterrain des couches cénomaniennes.

NUMÉROS d'ordre	NOMS DES SOURCES	SITUATION	TEMPÉRATURE	DÉBIT à la seconde
60	Ras El-Aïoum	4 kil. 3 à l'Est 1° 30' Nord de Biskra, commune indigène de Biskra.	26°5	6 sources dont une seule donne 10 litres
61	Aïn-Chetma.	Dans l'oasis de Chetma 8 kil. à l'Est 1° 30' nord de Biskra, commune indigène de Biskra.	33° 3/4	76 litres.
62	Aïn-Soukna.	39 kil. 85 à l'Est 33° Sud de Sétif, commune indigène de Constantine.	Très chaude	Très abondante.

ANALYSE			OBSERVATIONS
NOM DE L'AUTEUR	DÉTAIL		
Ville.	Chlorures de sodium et de potassium	1,5181	Sort au milieu des couches lacustres à Cardjou-cl...z, mais paraît en rapport avec un relèvement souterrain des couches secondaires ou suessoniennes.
	Sulfates de soude, de chaux et de magnésie	1,1720	
	Carbonates de chaux et de magnésie	0,1990	
	Phosphates terreux, oxyde de fer et silice	0,0400	
	Matières organiques	indéterm.	
	TOTAL	2,9292	
De Marigny.	Chlorure de sodium	1,3449	Ce sont les sources qui alimentent l'oasis de Chetma.
	Sulfates de chaux et de magnésie	0,9349	Sort d'un pli convexe gypseux, des couches pliocènes-lacustres du nord de Biskra.
	Carbonates id	0,1420	
	Oxyde de fer et silice	0,0140	
	Matières organiques	indéterm.	
	TOTAL	2,4358	
Poncelet.	Salines chlorurées.		Sort du milieu des couches lacustres de Constantine.
	Résidu de l'évaporation par litre	1,885	
	Hydrogène sulfuré libre	trac.	
	Acide carbonique des carbonates neutres	0,075	
	Acide sulfurique	0,282	
	Chlore	0,833	
	Magnésie	0,005	
	Chaux	0,292	
	Sodium	0,246	
		1,923	
		1,885	
		0,038	
	La différence 0,038 représente l'oxigène compté avec la magnésie.		

NUMÉROS D'ORDRE	NOMS DES SOURCES	SITUATION	TEMPÉRATURE	DÉBIT A LA SECONDE
63	Aïn-Maallah.	37 kil. 40 à l'Ouest 14° Sud de Milah, commune indigène de Constantine.	»	»
64	Hammam de Bordj-bou-Akas ou Hammam ben Achour.	32 kil. 20 à l'Ouest 2° 40' Sud de M'lilah, commune indigène de Constantine.	34° à 35°	1 litre.
65	Aïn El-Hadjel chez les Beni-Guecha.	23 kil. 6 à l'Ouest 6° 50' Sud de Milah, commune indigène de Constantine.	40°	Très faible.
66	Aïn Sidi El-Kramis chez les Beni Guecha.	21 kil. 6 à l'Ouest 50° Sud de Milah, commune indigène de Constantine.	40°	Très faible.
67	Source salée du Djebel Tougourt.	10 kil. à l'Ouest 15° 50' Nord de Batna, commune indigène de Batna.	froide	Très peu abondante.
68	Aïn-Radjeradja.	11 kil. 800 à l'Ouest 14° 30' Sud de Milah, commune mixte de Milah.	froide	0 lit. 2

ANALYSE		OBSERVATIONS
NOM DE L'AUTEUR	DÉTAIL	
»	Ferrugineuse.	Terrain suessonien.
»	Acide carbonique des carbonates neutres... 0.107 Acide sulfurique......... 0.251 Chlore.................... 1.081 Chaux.................... 0.312 Magnésium............... 0.048 Sodium................... 0.673 ——— 2.472	Trois points d'émergence principaux. Anciens thermes romains. Très fréquentée des Indigènes. Terrain suessonien.
» »	Salines et ferrugineuses.	Fréquentées par les Indigènes. Leur débit a beaucoup diminué à l'époque du tremblement de terre de Djidjelly. Sortent du terrain cénomanien.
»	»	A été exploitée pendant quelque temps par un Européen. Terrain jurassique.
»	14 1/2 °/₀ de sels divers.	Exploitation européenne par évaporation dans des bassins à l'air libre. Terrain miocène.

NUMÉROS D'ordre	NOMS DES SOURCES	SITUATION	TEMPÉRATURE	DÉBIT à la seconde
69	Ravin des ruines.	6 kil. Nord 47° 40' Est de Batna, commune indigène de Batna.	33°	Assez abondant
70	Hammam Bou Allouf.	36 kil. 4 à l'Ouest 4° 30' Nord de Constantine.	57°	1 lit. 1[2]
71	Mjez Tobbet.	38 kil. 400 à l'Ouest 26° Nord de Constantine, commune indigène de Constantine.	»	Suintements peu abondants.

ANALYSE		OBSERVATIONS
NOM DE L'AUTEUR	DÉTAIL	
»	Thermale simple.	Terrain jurassique.
A. Fournel.	**A** Carbonate de chaux.... 0,043 — magnésie. 0,130 Sulfate de chaux....... 2,025 — magnésie.... 0,051 Chlorure de calcium.... 0,033 — sodium.... 0,333 — magnésium 0,282 Silice en suspension.... 0,012 ——— 2,909	Anciens thermes romains encore très fréquentés des Indigènes.
B. Poncelet.	**B** Acide carbonique des carbonates neutres... 0,030 Acide sulfurique....... 1,387 Chlore............. 0,400 Chaux............. 0,574 Magnésie........... 0,108 Sodium............. 0,362 Potassium.......... 0,056 ——— Ensemble........ 3,007 Oxygène combiné à partie de sodium pour former du sulfate de soude 0,048 ——— TOTAL........ 3,055 Résidu d'évaporation... 3,050 ——— Excédant........ 0,005 Hydrogène sulfuré libre 0,00581	Terrain cénomanien.
»	Saline et ferrugineuse.	Terrain cénomanien.

NUMÉROS D'ORDRE	NOMS DES SOURCES	SITUATION	TEMPÉRATURE	DÉBIT A LA SECONDE
72	Hammam des Beni Aaroun.	38 kil. 800 au Nord 47° 50' Ouest de Constantine, commune indigène d'El-Milia.	43°	Très abondan[t]
73	Hammam Grous.	32 kil. 6 2' 27 Sud de Constantine, tout près du village de l'Oued Athménia.	38°	abondan[t]
74	Ouled Hannen.	5 kil. au Nord 14° 50' Est d'El-Milia, commune indigène d'El-Milia.	froide	Faible.
75	Aïn-Ksar ou Aïn Oum El-Asnam.	22 kil. au Nord 40° 40' Est de Batna, commune mixte de Batna.	22°	15 à 20 lit[res]
76	Hammam de la pointe Est du Djebel Lee-kall.	23 kil. 20 à l'Ouest 4° 40 Nord de Constantine, comm. mixte de Milah.	33°	Très abondan[t]

ANALYSE		OBSERVATIONS
NOM DE L'AUTEUR	DÉTAIL	
Poncelet.	Acide carbonique libre. 0,012 — combiné. 0,042 Résidu fixe par litre.... 3,743 Silice................. 0,005 Chlore................. 1,840 Acide sulfurique....... 0,564 Chaux................. 0,208 Magnésie............... 0,050 Potassium.............. 0,092 Sodium................. 0,916 ——— 3.735	Très fréquentée des Indigènes. Doit être rangée dans les chlorurées salines. Terrain néocomien.
»	Thermale simple.	On y a installé une petite cabane pour les bains des Européens. Terrain néocomien.
»	»	Sort de la roche éruptive.
Vatonne.	Chlorure de sodium... 0,3966 Sulfate de soude, chaux et magnésie......... 0,3050 Carbonate de chaux.... 0,2210 Silice et oxyde de fer.. 0,0145 Matières organiques... indéterm. TOTAL.......... 0.9371	Sort du terrain jurassique.
»	Thermale simple.	Fréquentée des Indigènes pour les maux d'yeux. Terrain néocomien.

NUMÉROS D'ORDRE	NOMS DES SOURCES	SITUATION	TEMPÉRATURE	DÉBIT A LA SECONDE
77	Kraïm Saïd.	27 kil. 8 au Nord 40° 40′ Est de Batna, commune indigène de Batna.	tiède.	»
78	Source du Bourbier.	22 kil. au Sud 53° Ouest de Constantine, commune d'Aïn-Smara.	22°	»
79	Hammam des Mouïa.	23 kil. au Nord, 42° 30′ Ouest de Constantine, commune mixte de Smendou.	22°	Très abondant
80	Pointe Ouest du Chott Tinsilt.	43 kil. 4 au Nord 33° Est de Batna, commune indigène de Constantine.	froide	abondant
81	Hammam du Khnè-gue.	17 kil. 6 au Nord 44° Ouest de Constantine, près du village de Aïn-Kerma.	30°	Très abondant

ANALYSE		OBSERVATIONS
NOM DE L'AUTEUR	DÉTAIL	
»	Salée.	Non exploitée. Terrain néocomien.
J.-B. Duplat, pharmacien en chef Hôpital de Constantine.	Sulfate de chaux........ } — soude........ } 0,35 — magnésie... } Carbonates et bicarbonates { de magnésie..... } 0,30 { de chaux. } Chlorures de { sodium.... } { calcium.... } 1,30 { magnésium } Silice.................... 0,15 Matières organiques..... 0,05 TOTAL............ 2,15	Sort du terrain suessonien.
»	Thermale simple.	Assimilable, par son origine géologique et sa composition, aux autres eaux thermales simples des environs de Constantine dont la composition sera donnée ci-dessous. Mais le point d'émergence est au milieu des couches lacustres de Constantine.
»	Saumâtre.	Sort dans une plaine occupée par les couches lacustres de Constantine.
»	Thermale simple.	Rentrant dans le groupe thermal simple des environs de Constantine. Terrain néocomien.

NUMÉROS D'ORDRE	NOMS DES SOURCES	SITUATION	TEMPÉRATURE	DÉBIT A LA SECONDE
82	Salah Bey.	4 kil. à l'ouest Nord de Constantine.	28°	40 litres.
83	Aïn-Kébrit.	21 kil. au Sud 9° 30' Ouest de Constantine, commune mixte de Mlila.	froide	»
84	Aïn-Bergle.	Prés et au Nord-Ouest du village du Hamma.	Eaux analogues	
85	Au nord du village du Hamma.	Id.		
86	Sources du Hamma.	6 kil. 4 au Nord 5° 50' Ouest de Codstantine.	33°	600 litres.

ANALYSE		OBSERVATIONS
NOM DE L'AUTEUR	DÉTAIL	
Simon.	Chlorure de sodium et de magnésium...... 0.2305 Nitrate de soude....... 0.0390 Sulfates de chaux et de magnésie........... 0.1494 Carbonates id....... 0.2500 Oxyde de fer.......... 0.0050 Silice libre........... 0.0100 Matières organiques... indéterm. TOTAL........... 0.6839	Sort au milieu des couches lacustres de Constantine ; doit être en rapport avec un soulèvement souterrain des couches de la craie moyenne comme les autres sources de composition analogue des environs de Constantine.
»	Sableuse.	Sort du terrain suessonien.
à la suivante.		Ces sources paraissent en rapport avec des redressements de couches secondaires qui seraient masquées par les couches lacustres des environs de Constantine.
De Marigny.	Chlorures de sodium et de magnésium...... 0.2022 Nitrate de soude...... 0.0604 Sulfate de chaux et de magnésie........... 0.1621 Carbonates id....... 0.1790 Oxyde de fer.......... 0.0200 Silice libre........... 0.0200 Matières organiques... indéterm. TOTAL par litre.. 0.6437	D'autres analyses données par M. Fournel dans *La richesse minérale de l'Algérie*, portent la saline à 0ᵍ732 et 0ᵍ772 par litre.

NUMÉROS D'ORDRE	NOMS DES SOURCES	SITUATION	TEMPÉRATURE	DÉBIT A LA SECONDE
87	Sidi Rached.	A la pointe Sud du Rocher de Constantine.	28°	4 litres.
88	Aïn-Chekka.	Dans les gorges du Rummel, entre la précédente et la suivante.		Propriétés
89	Sidi Mimoun.	A l'aval des gorges, 2 points d'émergence sur' la rive gauche, 1 sur la rive droite.	29°	2 à 3 lit.
90	Sidi M'cid ou Aïn-Raba.	Face Nord du Rocher de Constantine à environ 400^m à l'Est des cascades ou des sources précédentes.	30° à 35°	Plusieurs points d'émergence dont 4 différents. Ensemble 90 lit.

NOM DE L'AUTEUR	DÉTAIL			OBSERVATIONS
	ANALYSE			
Ville.	Chlorures alcalins et alcalino-terreux..... 0,2442 Sulfates alcalino-terreux.......... 0,1667 Carbonates id........ 0,3255 Oxyde de fer.......... 0,0020 Silice libre............... 0,0080 TOTAL par litre.. 0,7464			Bassins de construction récente, bains assez fréquentés. Sort du terrain cénomanien.

tout à fait analogues.

NOM DE L'AUTEUR	DÉTAIL	Source supérieure	Source inférieure	OBSERVATIONS
De Marigny. (Source supérieure.) Ville (Source inférieure de la rive gauche).	Chlorures alcalins et alcalino-terreux.	0,2215	0,2782	Sort du terrain cénomanien.
	Sulfates id...............	0,1750	0,1823	
	Carbonates alcalino-terreux..............	0,2600	0,3414	
	Oxyde de fer.............	0,0100	0,0050	
	Silice libre et silicate de soude................	0,0560	0,0100	
	Matières organiques.......	Indét.	Indét.	
	TOTAL par litre..	0,7315	0,7869	

NOM DE L'AUTEUR	DÉTAIL	Source thermale simple.	Source sulfureuse	OBSERVATIONS
Ville. (Pour la source thermale simple.) Archives du laboratoire de Constantine sans nom d'auteur pour la source sulfureuse.	Chlorure de sodium	0,20.5	0,568	Etablissement civil très fréquenté des habitants de Constantine. Sort du terrain cénomanien.
	Sulfate de soude et de chaux	0,1600	0,11	
	Carbonates de chaux et de magnésie...............	0,2900	0,281	
	Silice libre...............	0,0100	Il y en	
	Matières organiques........	Indét.	non dosée	
		0,6615	0,640	

NUMÉROS D'ORDRE	NOMS DES SOURCES	SITUATION	TEMPÉRATURE	DÉBIT À LA SECONDE
91	Aïn-Fesguia.	40 kil. 4 au Sud 3° Est de Constantine. Commune mixte de Mlila.	19° à 20°	200 litres.
92	Aïn bou Merzoug.	27 kil. 6 au Sud 12° Est de Constantine. Commune des Ouled Rahmoun.	23° 3/4	500 à 550 litres.
93	Sources ferrugineuses de Ayata.	3 kil. 8 au Nord 4° Est de Smendou. Commune mixte de Smendou.	froide	Plusieurs sources assez abondantes.
94	Aïn-Siévers.	24 kil. 8 au Sud 16° 30' Est de Constantine. Commune des Ouled Rahmoun.	froide	»

ANALYSE		OBSERVATIONS
NOM DE L'AUTEUR	DÉTAIL	
De Marigny.	Chlorure de calcium et de magnésium...... 0.0364 Nitrates de soude et de magnésie........... 0.0446 Sulfate de chaux...... 0.0199 Carbonates de chaux et de magnésie........ 0.2160 Oxyde de fer et silice. 0.0030 Matière organique..... indéterm. 0.3199	Sort au milieu des couches lacustres de Constantine, mais doit être en rapport avec un relèvement souterrain de couches plus ou moins anciennes.
De Marigny.	Chlorure de sodium et de magnésium...... 0.3598 Sulfate de chaux et de magnésie........... 0.1413 Carbonates id....... 0.2620 Oxyde de fer......... 0.0060 Silice gélatineuse..... 0.0180 Matière organique..... indéterm. TOTAL par litre.. 0.7871	Sort du terrain néocomien.
»	Ferrugineuse.	Ces sources sortent du terrain nummulitique supérieur. L'une d'elles, ne donnant malheureusement que quelques litres à l'heure, est à la fois ferrugineuse et gazeuse. Une de ces sources a produit des dépôts ferrugineux où M. Poncelet a dosé : Sable siliceux et matière insoluble......... 76,6 Fer................. 5,0 Manganèse........... 7,1 88.7
»	Gazeuse ou acidule et ferrugineuse.	Sort du terrain suessonien.

NUMÉROS D'ordre	NOMS DES SOURCES	SITUATION	TEMPÉRATURE	DÉBIT A LA SECONDE
95	Source salée de Ayata.	4 kil. au Nord 6° 30' Ouest de Smendou. Commune mixte de Smendou.	froide	2 sources débit très faible.
96	Aïn-Kercha.	49 kilom. 2 au Sud, 12° 15' Est de Constantine.	22°	Considérable.
97	Oglet Ouled Sidi Amar.	54 kil. 3? à l'Ouest 9° 50' Sud de Aïn-Beïda. Commune indigène de Aïn-Beïda.	»	»
98	Hammam des Toumiettes.	40 kil. 6 au Sud 21-Ouest d'El-Arrouch. Commune mixte de El-Arrouch.	28°	40 litres.
00	Pointe Est du Chel-Hach.	31 kil. 8 à l'Ouest 11° Sud de Khenchela. Commune indigène de Batna.	»	»

ANALYSE		OBSERVATIONS
NOM DE L'AUTEUR	DÉTAIL	
Poncelet.	Acide carbonique des carbonates neutres.. 0.053 Acide sulfurique...... 0.115 Chlore............... 13.000 Chaux............... 0.168 Magnésium........... 0.114 Potassium............ 2.728 Sodium.............. 4.238 Total............. 20.416 Résidu pour 1 litre.... 20.420 Perte............. 0.004	Jusqu'à présent ces sources n'ont pas été utilisées, sans doute à cause de leur faible débit. Les Indigènes prétendent que la plus orientale des deux dérive d'une galerie actuellement éboulée par laquelle on extrayait autrefois du sel. Ces eaux sont remarquables par leur teneur en potassium. Elles sortent des grès nummulitiques supérieurs sur le prolongement du soubassement gypso-salin, visible un peu à l'est, au sud du Djebel Sidi Cheuk ben Rahou.
»	Paraît intermédiaire entre Aïn-Fesguia et Aïn bou Merzoug.	Sort des couches lacustres, mais doit être en rapport avec un relèvement souterrain de couches plus anciennes.
»	Saumâtre.	Sort au milieu des couches lacustres de Constantine.
»	Thermale simple.	Sort des calcaires du terrain nummulitique supérieur, mais paraît dériver des terrains phylladiens situés en dessous. Elle n'a déposé aucun travertin. Un petit gourbi placé sur la source même sert aux Indigènes des environs qui prennent des bains.
»	Thermale simple avec dégagements hydrocarbures.	Sort de l'étage aptien.

NUMÉROS D'ORDRE	NOMS DES SOURCES	SITUATION	TEMPÉRATURE	DÉBIT A LA SECONDE
100	El-Meursel.	65 kil. 25 à l'Ouest 2° 30' Nord de Aïn-Beïda. Commune indigène de Constantine.	froide	Assez fort.
101	Tomersi El-Guebli.	123 kil. 5 à l'Est 6° 40' Nord de Biskra. Commune indigène de Biskra.	21° 5	Considérable.
102	Tamersi El-Dahrouan.	727 kil. à l'Est 8° 40 Nord de Biskra. Commune indigène de Biskra.	21° 5	Considérable.
103	Stora.	Village de Stora.	froide	»
104	Aïoumel Bellel.	43 kil. 4 à l'Ouest 12° 45' Sud de Aïn-Beïda. Commune indigène de Aïn-Beïda.	»	»
105	Aïn-M'keberta des Amer Cheraga.	37 kil. 8 au Sud 48° Est de Constantine. Commune indigène de Constantine.	16° celle de l'eau était de 24°	Faible.

ANALYSE		OBSERVATIONS
NOM DE L'AUTEUR	DÉTAIL	
»	Source salée.	Exploitée par le locataire du lac voisin. Sort de l'étage néocomien.
»	Sulfureuse.	Après un parcours de quelques centaines de mètres ces eaux perdent toute odeur et toute saveur, de manière à devenir de bonnes eaux potables. Terrain turonien.
»	Sulfureuse.	
Cotton, pharmacien, Hôpital militaire de Philippeville	Degré hydrotimétrique. 22 Odeur sulfureuse. Acide carbonique libre. 0,015 Chlorure de calcium... 0.0570 — magnésium 0.1360 — sodium.... 0.3570 Protoxyde de fer car- bonaté............... 0.1500	Il semble que l'eau doit, en outre, contenir une certaine quantité de sulfate et de matières organiques qui, par leur réaction mutuelle, donnent l'odeur sulfureuse. Deux sources : Ruines romaines. Sort des gneiss.
»	Saumâtre.	Sort des couches lacustres de Constantine.
Mœvus.	Soufre par litre...... 0.029 Chlorure de sodium.. 0.060 Sulfates de chaux et) en assez forte de magnésie......) proportion. Carbonates de chaux (en faible et de magnésie...) quantité. Poids du résidu par litre................ 1.220	Les habitants des douars voisins font usage de cette eau. Sort du terrain suessonien.

NUMÉROS D'ORDRE	NOMS DES SOURCES	SITUATION	TEMPÉRATURE	DÉBIT A LA SECONDE
106	Damrémont.	Tout près du village du même nom près de Philippeville.	»	»
107	Aïn-M'keberta de El-Goula.	20 kil. 3 au Sud 36° E. d'El-Arrouch. Commune mixte de El-Arrouch.	froide	1 lit. 60
108	Aïn-Gizimaal.	36 kil. 6 à l'Ouest 10° 45' Sud de Aïn-Beïda. Commune indigène de Aïn-Beïda.	»	»
109	Hammam de Azebra.	19 kil. 4 au Sud 44° Est de El-Arrouch. Commune mixte de El-Arrouch.	27°	Fait marcher un moulin.
110	Aïoun El-Medjedma.	32 kil. 4 à l'Ouest 18° Sud de Aïn-Beïda. Commune indigène d'Aïn-Beïda.	»	»
111	Aïn-Aïcha.	29 kil. 6 à l'Ouest 17° 30' Sud d'Aïn-Beïda. Commune indigène d'Aïn-Beïda.	»	»
112	Aïn Mkeberta de Temboulra chez les Sellaouas.	44 kil. 4 au Sud 69° 5' Est de Constantine. Commune mixte de l'Oued Zenati.	froide	Faible.

ANALYSE		OBSERVATIONS
NOM DE L'AUTEUR	DÉTAIL	
»	Ferrugineuse.	Sort des alluvions du Saf-Saf, mais doit dériver des couches plus anciennes.
»	Forte odeur sulfureuse.	Sort du terrain nummulitique supérieur.
»	Saumâtre.	Peut toutefois être consommée par les bestiaux. Sort des couches lacustres de Constantine.
»	Thermale simple.	Régime très intermittent pendant l'hiver, le débit et la température augmentent considérablement, 27° est un minimum. Entourée de travertins puissants. Sort des calcaires néocomiens.
»	Saumâtre.	Peut toutefois être consommée par les bestiaux. Sort des couches lacustres de Constantine.
»	Saumâtre.	Id.
»	Forte odeur sulfureuse.	Sort du terrain suessonien.

NUMÉROS D'ORDRE	NOMS DES SOURCES	SITUATION	TEMPÉRATURE	DÉBIT A LA SECONDE
113	Aïn-Zohma.	30 kil. 8 à l'Ouest 6° 15' de Guelma. Commune mixte de Guelma.	froide	0 lit. 05
114	Hammam des Amamrahs.	4 kil. à l'Ouest de Khenchela. Commune indigène de Khenchela.	64°	10 litres.
115	Aïn-Arko.	42 kil. 6 au Nord 33° 20' Ouest de Aïn-Beïda. Commune mixte de Aïn-Regada.	22°	»
116	Oued Hamimin.	7 kil. 4 à l'Est 5° 15' Ouest de Jemmapes. Commune mixte de Jemmapes.	35° à 45°	abondant

NOM DE L'AUTEUR	DÉTAIL	OBSERVATIONS
	ANALYSE	
»	Ferrugineuse.	Grès du terrain nummulique supérieur.
Poncelet.	Résidu d'évaporation pour un litre, 1.799. Acide carbonique des carbonates neutres... 0.034 Acide sulfurique........ 0.217 Chlore................. 0.824 Chaux................. 0.195 Magnésie............. 0.034 Sodium .... 0.499 Potassium .... traces Oxyde de fer......... traces ———— 1.800 1.799 ———— 0.001	Anciens termes romains qui paraissent avoir été très-importants. Très fréquentés des Indigènes. Site très pittoresque dans une haute et fraîche vallée de l'Aurès. Sort de l'étage aptien.
»	Thermale simple.	Cette source, autrefois considérable, est presque réduite à zéro depuis plusieurs années. Sort du terrain jurassique.
Cotton.	Degré hydrotimétrique 197 Résidu desséché par litre................. 1.9763 Acide carbonique libre 0.015 Carbonate de chaux... 0,0515 Chlorure de calcium... 0.0798 Sulfate de chaux...... 1,6800 Sulfate de magnésie... 0.1200 Chlorure de magnésie. 0.0450 Matières organiques... traces ———— 1.9763	Cette station comporte un assez grand nombre de bouillons, dont l'un est très chargé de fer. Etablissement civil assez fréquenté. Sort des schistes argileux du terrain phylladien.

NUMÉROS d'ordre	NOMS DES SOURCES	SITUATION	TEMPÉRATURE	DÉBIT à la seconde
117	Aïn-Milah.	28 kil. 8 au Sud 37° Ouest d'Aïn-Beïda. Commune indigène d'Aïn-Beïda.	»	»
118	Aïoun El-Kellaïn.	33 kil. 2 au Sud 20° 15' Ouest d'Aïn-Beïda. Commune indigène d'Aïn-Beïda.	28°	Très abondant
119	Coudiat El-Aknef.	13 k. 6 au Nord 57° 23' Est de Khenchela, Commune indigène d'Aïn-Beïda.	»	»
120	Hammam Meskoutine	14 kil. à l'Ouest 1° 45' Sud de Guelma. Commune mixte de Guelma.	95° à 78°	Nombreux points d'émergence dont le débit total est de 500 litres. La source ferrugineuse à 78°5 débite 1 lit. 1

ANALYSE		OBSERVATIONS
NOM DE L'AUTEUR	DÉTAIL	
»	Saumâtre.	Sort du terrain lacustre de Constantine.
»	Thermale simple.	Deux points d'émergence. Paraît en rapport avec un pointement souterrain du terrain miocène.
»	Jet de vapeur.	Utilisé par les Indigènes. Sort de l'étage miocène inférieur.

A. Tripier.

B. Rebuffat.

C. Mulet.

D. Fequeux.

GAZ DÉGAGÉS

	C	A
Acide sulfhydrique	8.06	0.5
Azote	85.10	2.5
Acide carbonique	325.27	97.0
Vapeur d'eau	580.57	»
	1.000,00	

RÉSIDU FIXE PAR LITRE

	A	B	D
sodium	0.44560	0.3254	0.3504
magnésium	0.07804	»	0.0748
potassium	0.04530	traces	0.0406
calcium	0.01985	»	»
chaux	0.38086	0.2982	0.4202
soude	0.17631	0.1135	0.0528
magnésie	0.00763	0.1002	
chaux	0.25724	0.2968	0.1746
magnésie	0.04235	0.02.3	0.0237
strontiane	0.00150	»	»
Arsenic à l'état métallique	0.00050	traces	»
Silice	0.00700	0.1000	0.0128
Matière organique	0.06000	0.0850	
Perte	»	0.0224	0.0382
Oxyde de fer	traces	»	0.0500
Fluorures	traces	»	»
Phosphate de soude	»	»	0.0202
Iode	»	»	traces
TOTAUX	1.52007	1.5904	1.2040

OBSERVATIONS (suite) :

Établissement civil et établissement militaire pourvu d'appareils d'inhalation.

Bains de vapeur établis sur le point d'émergence, même d'une source, de manière à profiter de la chaleur native de l'eau et des gaz qui s'en dégagent. Comme les bains de vapeur sont à la température 50° à 55°, le malade ne s'y plonge pas en entier. La tête est exposée à l'air pendant que le corps subit le contact des émanations gazeuses.

Assez fréquentés avant et après l'été.

Pays tout-à-fait insalubre dans le milieu de l'été.

Site très pittoresque.

Incrustations et dépôts très variés, parmi lesquels on remarque des concrétions pyriteuses.

Sort au milieu des couches lacustres de Constantine, mais dérive de terrains plus anciens qui n'affleurent pas.

NUMÉROS D'ORDRE	NOMS DES SOURCES	SITUATION	TEMPÉRATURE	DÉBIT À LA SECONDE
121	Hammam des Djendell.	16 kil. à l'Est 24° 30' Nord de Jemmapes. Commune mixte de Jemmapes.	45°	20 litres pour la principale des deux sources.
122 123	Hammam de l'Oued Cheniour 'et des Achaich.	26 kil. 60 au Sud 17° 30 Ouest de Guelma. Commune mixte de Guelma. A 4 kil. 1/2 environ du précédent.	50° A 60°	1 lit. 1/2
124	Aïn-Garça.	36 kilom. 40 au Nord 5° Ouest d'Aïn-Beïda. Commune indigène de Aïn-Beïda.	22°	Très abondant
125 126	Djebel Zouabi (2 sources).	34 kil. au Nord 2° 50 Est d'Aïn-Beïda. Commune indigène d'Aïn-Beïda. 34 kil. 6 au Nord 11° 20' E. d'Aïn-Beïda. Commune indigène d'Aïn-Beïda.	froides	abondantes.

ANALYSE		OBSERVATIONS
NOM DE L'AUTEUR	DÉTAIL	
Arrusat.	Degré hydrotimétrique............... 12 Soufre correspondant par litre.......... 0.015276 Acide sulfydrique par litre.............. 0.16224 Sulfure de sodium par litre.......... 0.0372	L'état réel du soufre n'a pas encore été déterminé. La réputation est grande parmi les indigènes qui y viennent journellement au nombre d'une centaine. On ne l'utilise qu'en bains. Analogues aux Eaux-Bonnes. Emerge vers le contact des couches lacustres de Constantine et des couches nummulitiques supérieures.
Poncelet.	 $\qquad$ 1re — 2e Acide carbonique des carbonates neutres........ 0.043 — 0.045 Acide sulfurique............. 0.774 — 0.795 Chlore..................... 0.200 — 0.195 Chaux .... 0.548 — 0.561 Magnésie................. 0.098 — 0.090 Sodium .... 0.120 — 0.094 Potassium............. traces — » Totaux .... 1.753 — 1.750 Résidu d'évaporation d'un litre 1.776 — 1.755 Perte............... 0.023 — 0.005 Cette perte doit porter sur les chlorures alcalins. Ces eaux prennent une odeur sulfureuse lorsqu'elles se décomposent au contact des matières organiques.	Entre les deux groupes comprenant chacun plusieurs points d'émergence, s'étend un plateau travertineux qui témoigne de leur communauté d'origine. Très fréquentées des Indigènes chez lesquels elles ont une grande réputation contre les rhumatismes et la siphylis. Le plateau travertineux dont il a été question ci-dessus, ne permet pas de voir d'où peuvent dériver ces sources ; d'après l'ensemble de la région, on peut supposer qu'elles se rattachent à un pointement souterrain de couches jurassiques ou de couches néocomiennes.
»	Sulfureuse. Devient rapidement potable après le dégagement de son gaz.	Analogue à celle de Tamersit. (Voir n°° 91 et 92.) Terrain miocène.
»	Salées. Dérivant de la même montagne gypso-saline	C'est la nature accidentée et non argileuse des environs de ces sources qui s'est jusqu'à présent opposée à leur exploitation suivie. Terrain néocomien.

NUMÉROS D'ORDRE	NOMS DES SOURCES	SITUATION	TEMPÉRATURE	DÉBIT A LA SECONDE
127	Hammam des Ouled-Ali ou des Beni-Foughal.	12 kil. 40 au Nord 10° 15 Ouest de Guelma, Commune mixte de Guelma.	55 à 57° et même sur un point 70°	Points d'émergence nombreux eaux très-abondantes.
128	Hammam Berda.	5 kil. 2 au Nord 17° 45 Est de Guelma, Commune d'Héliopolis.	29°	Très abondant

NOM DE L'AUTEUR	ANALYSE		OBSERVATIONS
	DÉTAIL		

NOM DE L'AUTEUR	DÉTAIL			OBSERVATIONS

Poncelet.

Analyse des deux principales sources

EL-SENDOUCK et EL-KALAÏA.

	El-Sendouck	El-Kalaïa
Acide carbonique des carbonates neutres	0.025	0.025
Acide sulfurique	0.022	0.605
Chlore	0.053	0.076
Chaux	0.440	0.386
Magnésie	0.042	0.076
Sodium	0.026	0.028
Potassium	0.014	0.035
Totaux	1.492	4.234
Résidu par litre	1.200	1.235
Perte	0.008	0.004

Ces eaux prennent une odeur sulfureuse lorsqu'elles se décomposent au contact des matières organiques.

Observations (Poncelet) : Petit établissement construit par le Génie, très fréquenté des Indigènes.

Terrain suessonien.

A. Tripier.

B. Arrusat.

GAZ DÉGAGÉS	A	B
Azote	0.86	»
Acide carbonique	0.42	0.04
Oxygène	0.02	»
	1.00	

SELS CONTENUS PAR LITRE	A	B
Chlorures de sodium	0.02455	»
— magnésium	0.01899	0.122
Sulfate de soude	0.05254	»
— magnésie	0.00733	»
— chaux	0.02000	»
Carbonate de chaux	0.20000	0.082
— magnésie	0.03725	»
— strontiane	traces	»
Oxyde de fer	traces	»
Silice	0.01000	»
Matière organique azotée	0.02000	»
Total	0.38766	

Observations (A. Tripier, B. Arrusat) : C'est une eau thermale simple sans propriété spéciale qui, d'après les ruines qui l'entourent, paraît néanmoins avoir été utilisée sur une grande échelle par les Romains.

Terrain néocomien.

NUMÉROS D'ORDRE	NOMS DES SOURCES	SITUATION	TEMPÉRATURE	DÉBIT A LA SECONDE
129	Hammam Nbaïls Nador.	24 kil. 6 au Sud 51° Est de Guelma. Commune indigène de Souk-Ahras.	30 à 49°	2 points d'émergence. 2 litres.
130	Hammam des Mighanas ou Aïn-el-Hadjel.	17 kil. 6 à l'Ouest 23° 15' Nord de Souk-Ahras. Commune indigène de Souk-Ahras.	tiède.	»
131	Moulin Deyron.	6 kil. 3 à l'Ouest 20° 30' Sud de Souk-Ahras. Commune indigène de Souk-Ahras	tiède.	»
132	Aïn-Sennour.	5 kil. 8 à l'Ouest 20° 40' Nord de Souk-Ahras. Commune indigène de Souk-Ahras.	froide	0 lit. 01

ANALYSE		OBSERVATIONS
NOM DE L'AUTEUR	DÉTAIL	

Arrusat.	Degré hydrotimétrique... 140°
	 Bicarbonate de chaux.. 0.568
	 Carbonate de chaux.... 0.434
	 Sulfate de chaux....... 0.153
	 Chlorure de calcium.... 0.241
	    — magnésium 0.845
	    — potassium.. 0.196
	    — sodium.... 3.276
	 Silice................. 0.500
	 Matières organiques.... 0.280
	 TOTAL.......... 6.157
		Ruines romaines importantes, petit établissement construit par le Génie et très fréquenté des Indigènes.
		
		 Couches lacustres de Constantine.
		
		 Pitons et dikes dioritiques dans le voisinage.

»	Thermale simple.	En relation avec des travertins anciens qui recouvrent les couches lacustres de Constantine.
»	Thermale simple.	En relation avec des travertins anciens qui recouvrent des couches miocènes.

A. Flajolot.
 	
 B. Arrusat.
	A
	 Bicarbonate de soude... 1.058
	 Chlorure de sodium.... 0.490
	    — potassium. 0.038
	 Bicarbonate de chaux.. 1.780
	    — magnésie 0.438
	 Silice.................. 0.008
	           3.812
	
	 B
	 M. Arrusat a, en outre, trouvé du bicarbonate de fer en petite quantité.
		Cette eau tout à fait analogue à celle de Geilnaut dans le duché de Nassau, ou encore à celle de Bourbon-Larchambault et du Mont-Dore ; comparativement à celle d'Orezza, elles sont beaucoup moins ferrugineuses.
		
		 Sort du calcaire suessonien.

NUMÉROS D'ORDRE	NOMS DES SOURCES	SITUATION	TEMPÉRATURE	DÉBIT À LA SECONDE
133	Hammam Ouled Zeïd.	10 kil. 4 au Nord 34° Est de souk-Ahras. Commune indigène de Souk-Ahras.	39°	Très abondant
134	Hammam Ouled Neçaoud.	47 kil. 6 au Sud 28° 50' Est de Bône. Commune indigène de La Calle.	45 à 47°	»
135	Hammam Tassa.	12 kil. au Sud 56° 25' Est de Souk-Ahras. Commune indigène de Souk-Ahras.	35°	»
136	Hammam des Ouchtetas.	26 kil. Nord 42° Est de Souk-Ahras. Commune indigène de La Calle.	45°	»
137		27 kil. Nord 45° Est de Souk-Ahras.		
138	Hammam Anmya ou Sidi Djaballa El-Agari.	30 kil. au Sud 55° 45' Ouest de La Calle. 1 source ferrugineuse et 1 source sulfureuse contigües. Commune indigène de La Calle.	12° 35°	Assez abondant

NOM DE L'AUTEUR	ANALYSE — DÉTAIL	OBSERVATIONS
Arrusat.	Incolore. Odeur d'œuf pourri. Degré hydrotimétrique, 66°.	Petit établissement très fréquenté des indigènes et de la population européenne de Souk-Ahras. Sort du calcaire suessonien.
»	Sulfureuse.	Fréquentée par les indigènes. Grès nummulitique supérieur.
Arrusat.	1° au sulfydromètre d'où $0^g 00541$ d'acide sulfydrique par litre ou $0^g 0124$ de sulfure de sodium.	Établissement de bains construit par le génie. Très fréquenté des indigènes. Grès miocènes inférieurs.
»	Sulfureuses analogues à celles des Oulel Meçaoud.	Trop voisines de la frontière tunisienne pour pouvoir être utilisées. Grès nummulitique supérieur.
A. Mulet. (ferrugineuse). B. Arrusat. (sulfureuse).	**A** Analyse hydrotimétrique. Acide carbonique..... 0.0050 Carbonate de chaux... 0.0515 Chaux des autres sels de chaux........... 0.0741 Magnésie des sels de magnésie........... 0.0168 Acide sulfurique des sulfates............ 0.0164 Chlore des chlorures.. 0.0292 Quantité notable de matières organiques. Fer.................. non dosé **B** $0^g 8$ de résidu par litre. Odeur et saveur sulfureuses.	Ces eaux sont très peu minéralisées. On y trouve les restes d'un établissement romain. Elles sont utilisées en bains par les indigènes. Grès nummulitique supérieur.

NUMÉROS D'ORDRE	NOMS DES SOURCES	SITUATION	TEMPÉRATURE	DÉBIT À LA SECONDE
139	Dégagement d'acide carbonique de l'O.-Mellègre.	38 kil. 8 au Sud 42° 1/3 Est de Souk-Ahras. Commune indigène de Souk-Ahras.	»	»
140	Hammam des Ouled Yaya bou Thaleb.	36 kil. 4 au Sud 30° 50' Est de Souk-Ahras. Près de la Smala d'El-Meridj. Commune indigène de Tebessa.	35°	Assez abondant
141	Hammam Guergour.	3 kil. 2 à l'Ouest 25° 30' de la Smala du Tarf, commune indigène de La Calle.	25°	0 lit. 2
142	Hammam Sidi Trad.	34 kil. au Sud 16° 50' Ouest de La Calle. Commune indigène de La Calle.	56 et 48°	1 litre.
143	Hammam El-Haltaf.	2 kil. 6 à l'Est 24° Nord de la Smala du Tarf, commune indigène de La Calle.	19°	0 lit. 1
144	Hammam Ouled Youb	20 kil. 40 au Sud 10° Ouest de La Calle.	38°	3/4 de lit.

ANALYSE		OBSERVATIONS
NOM DE L'AUTEUR	DÉTAIL	
»	»	Subordonnée à des gisements de gypse métamorphique de l'étage néocomien.
»	Sulfureuse.	Étage néocomien.
Arrusat.	Ferrugineuse.	Employée comme boisson par les Indigènes. Grès nummulitiques.
»	Sulfureuse.	Trop voisine de la frontière tunisienne pour pouvoir être utilisée. Grès nummulitiques.
Arrusat.	Ferrugineuse.	Employée comme boisson par les Indigènes.
Arrusat.	Odeur sulfureuse faible, paraissant peu chargée d'éléments minéraux.	Employée en bains par les Indigènes. Grès nummulitiques.

NUMÉROS D'ORDRE	NOMS DES SOURCES	SITUATION	TEMPÉRATURE	DÉBIT À LA SECONDE
145	Hammam Sidi-Ali ben Adjena ou Aïn-Kef El-Hammam.	12 kil. 6 à l'Est 12° Sud de La Calle. Commune indigène de La Calle.	36°	1 litre.

Constantine, le 26 janvier 1878.

NOM DE L'AUTEUR	ANALYSE		OBSERVATIONS
		DÉTAIL	
Arrusat.		Degré hydrotimétrique, 23°. Saveur aigrelette et atramentaire. Dépôt ocreux.	Grès nummulitique supérieur.

L'Ingénieur ordinaire
chargé des fonctions d'Ingénieur en chef,
Signé : TISSOT.

TABLE DES MATIÈRES

—

OBSERVATION. — *Depuis l'établissement par le Service des Mines des tableaux des Eaux minérales de l'Algérie, de notables changements sont survenus dans la délimitation des circonscriptions communales.*

La table alphabétique ci-dessous donne, pour chaque source, l'indication de la commune sur le territoire de laquelle elle est située.

NOMS DES SOURCES	SITUATION	DÉPARTEMENTS	PAGES
	A		
Afouzer (source de)	Commune mixte de Tababert.	Constantine.	62
Aïn Ahmed ben Kacem	C. M. de Msila.	Id.	54
Aïn Aïcha	C. M. d'Oum el Bouaghi.	Id.	86
Aïn Arko	C. M. d'Oued Zénati.	Id.	88
Aïn Baroud	Commune de Médéa.	Alger.	12
Aïn ben-Bakli	— d'Haussonvillers.	Id.	20
Aïn Benzeri Tilmassen	— d'Aïn Abessa.	Constantine	56
Aïn Bergie	— du Hamma.	Id.	76
Aïn Bordj Boni	C. M. d'Akbou	Id	42
Aïn bou Mezzoug	Commune d'Ouled Rhamoun.	Id.	80
Aïn Chekka	— de Constantine.	Id.	78
Aïn Chetma	— indigène de Biskra.	Id	66
Aïn Djerob	Commune indigène de Boghar.	Alger.	12
Aïn el Djerab	C. M. de Bordj bou Arréridj.	Constantine.	52
Aïn el Gueil, à Lichana	Commune indigène de Biskra.	Id.	60
Aïn el Kebir	Commune de Bordj bou Arréridj.	Id.	48
Aïn el Hadjel, chez les Beni Gnecha	C. M. de Fedj M'zala.	Id.	68
Aïn el Hammam	C. indigène de Boghar.	Alger.	18
Aïn el Hammam	C. M. de Sebdou.	Oran.	30
Aïn el Hamman ou Takrebt el Guenia	C. M. de Fenaïa.	Constantine	44
Aïn Fesguia	C. M. de Mila.	Id.	80

NOMS DES SOURCES	SITUATION	DÉPARTE-MENTS	PAGES

A

NOMS DES SOURCES	SITUATION	DÉPARTEMENTS	PAGES
Aïn Garça	C. M. de Sedrata.	Constantine.	92
Aïn Gizimal	C. M. d'Oum el Bouaghi.	Id.	86
Aïn Hammama	Commune de Miliana.	Alger.	8
Aïn Hamza	C. M. de Takitouni.	Constantine.	60
Aïn Kebrit	Commune des Ouled Rahmoun.	Id.	76
Aïn Kebrit M'kartas	C. M. de M'Sila.	Id.	44
Aïn Kebrita	C. M. de Teniet el Haad.	Alger.	6
Aïn Kebrita el Guerrigua	C. M. de Bordj bou Arréridj.	Constantine.	46
Aïn Keddara (sur le Haut-Chélif)	Commune indigène de Boghar.	Alger.	10
Aïn Kercha	C. M. d'Aïn M'lila.	Constantine.	82
Aïn Krouna	C. M. de Richa.	Id.	54
Aïn Ksar ou Aïn Oum el Hasnam	C. M. d'Aïn el Ksar.	Id.	78
Aïn Mahallah	C. M. de Fedj Mzala.	Id.	68
Aïn Madagre	Commune de Bou Tlélis.	Oran.	30
Aïn Mentil	C. M. d'Ammi Moussa.	Oran.	28
Aïn Merdja	C. M. de Remchi.	Id.	30
Aïn Milah	C. M. d'Oum el Bouaghi.	Constantine.	90
Aïn M'keberta, des Amer Cheraga	C. M. d'Aïn M'lila.	Id.	84
Aïn M'keberta, de El Goula	Commune de Condé Smendou.	Id.	86
Aïn M'keberta, de Zeniouka, chez les Sellaouas	C. M. d'Oued Zenati.	Id.	86
Aïn Mou bou Gacem	C. M. de Fenaïa.	Id.	52
Aïn Nouisey	Commune d'Aïn Nouissy.	Oran.	28
Aïn Oumach	Commune indigène de Biskra.	Constantine.	62
Aïn Radjeradja	Commune de Zeraïa.	Id.	68
Aïn Seffan	C. M. des Ouled Soltan.	Id.	60
Aïn Sonnoor	Commune indigène de Souk-Ahras.	Id.	96
Aïn Sfa	Commune d'Aïn Abessa.	Id.	50
Aïn Sidi Abdelli	C. M. de Remchi.	Oran.	34
Aïn Sidi el Kramis, chez les Beni Guecha	C. M. de Fedj Mzala.	Constantine.	68
Aïn Sidi Youssef	C. M. de l'Oued Marsa.	Id.	58
Aïn Siévers	Commune des Ouled Rahmoun.	Id.	80
Aïn Soukna	C. M. des Eulmas.	Id.	66
Aïn Ta Hammani	C. M. de Mansoura.	Id.	48
Aïn Tisselent	C. M. d'Akbou.	Id.	42
Aïn Zerguia	Commune indigène de Boghar.	Alger.	10
Aïn Zobma	C. M. de l'Oued Zenati.	Constantine.	88
Aïoum el Bellel	C. M. de Khenchela.	Id.	84
Aïoum el Kellain	C. M. d'Oum el Bouaghi.	Id.	90
Aïoum el Medjedma	Id.	Id.	86
Aït el Hamma	C. M. d'Akbou.	Id.	48
Akbou (source d')	Id.	Id.	42
Amaourahs (hameau des)	C. M. de Khenchela.	Id.	88
Ayata (sources ferrugineuses de)	Commune de Smendou.	Id.	80
Ayata (source salée de)	Commune de Condé Smendou.	Id.	82
Azebra (hammam de)	C. M. de Jemmapes.	Id.	86

NOMS DES SOURCES	SITUATION	DÉPARTE-MENTS	PAGES
B			
Bains de la Reine	Commune d'Oran.	Oran.	32
Beinen (Hammam)	C. M. de Mansoura.	Constantine.	48
Beni Aaram (Hammam)	C. M. d'El Milia.	Id.	72
Beni Aguil	C. M. de Gouraya.	Alger.	6
Beni Ismaïls (salines de)	C. M. de l'Oued Marsa.	Constantine.	56
Beni Ismaïls (source gazeuse).	Id.	Id.	56
Beni Ourtilian (saline)	C. M. de Guergour.	Id.	50
Berrouaghia	C. M. de Ben Chicao.	Alger.	14
Bibans (Hammam des)	C. M. des Bibans.	Constantine.	40
Biskra	Commune indigène de Biskra.	Id.	64
Bordj bou Akas (Hammam de ou Hammam bou Achour)	C. M. de Fedj Mzala.	Id.	68
Bou Chagroun	Commune indigène de Biskra.	Id.	60
Bou Sellam (Hammam du)	C. M. de Birha.	Id.	56
Bourbier (source du)	Commune d'Aïn Smara.	Id.	74
C			
Café maure (source ferrugineuse), route de Dellys à Tizi-Ouzou	Commune de Dellys.	Alger.	20
Cèdres (source ferrugineuse de la fontaine des)	Commune de Teniet el Haad.	Id.	8
Chelliah (pointe Est du)	C. M. de Khenchela.	Constantine.	82
Chott Tinsilt (pointe Ouest du)	C. M. d'Aïn M'lila.	Id.	74
Coudiat el Aknef	C. M. de Khenchela.	Id.	90
D			
Dalah (Hammam de)	C. M. de Bordj bou Arréridj.	Constantine.	40
Damrémont	Commune de Philippeville.	Id.	86
Djebel Aderni	C. M. d'Akbou.	Id.	44
Djebel Djerzar (source sulfureuse du), ou Hammam Guedjema	C. M. de l'Oued Soltan.	Id.	60
Djebel Fersane (eau du marché de Ksour el Thir)	C. M. de Birha.	Id.	54
Djebel Gharribou (source salée de l'extrémité Sud-Est du)	Commune indigène de Biskra.	Id.	64
Djebell Leckal (Hammam de la pointe Est du)	Commune d'Aïn Tien.	Id.	72
Djebel Morissau (Hammam du)	Commune de Bordj bou Arréridj.	Id.	44
Djebel Tougourt (source salée du)	C. M. d'Aïn el Ksor.	Id.	68
Djebel Zouabi	C. M. des Sedrata.	Id.	92

NOMS DES SOURCES	SITUATION	DÉPARTEMENTS	PAGES
D			
Djelfa (source thermale des environs de.............	C. M. de Djelfa.	Alger,	18
Djendel (Hammam des).........	C. M. de Jemmapes.	Constantine,	92
Dra el Arba (salines)..........	C. M. du Guergour,	Id.	52
Dra el Kaïd.................	Id.	Id.	56
E			
El Achour.................	Commune d'El Achour,	Alger,	16
El Affroun...............	Limites des communes d'El-Affroun et Bou Roumi,	Id.	12
El Mellaha (saline de)........	C. M. de Sidi Aïch,	Constantine,	54
El Meursel................	C. M. d'Aïn Mlila.	Id.	84
F			
Fenaïa (source gazeuse des)...	C. M. de Fenaïa.	Constantine,	48
Frais Vallon (eau minérale, alcaline et ferrugineuse du).	Commune d'El Biar	Alger,	16
H			
Hadjar el Hammam............	C. M. du Djerjura.	Id.	32
Haouch Roumily.............	Commune de Boufarik.	Id.	14
Hamma (au nord du village du)	Commune du Hamma.	Constantine,	76
Hamma (source du)...........	Id.	Id.	76
Hammam Annya ou Sidi Djaballa el Agari............	C. M. de La Calle,	Id.	99
Hammam bel Arribi...........	C. M. de M'Sila,	Id.	50
Hammam Berda...............	Commune d'Héliopolis,	Id.	94
Hammam bou-Allouf..........	Commune de Mila,	Id.	70
Hammam bou Hadjar (source chaude du palmier)...........	Commune d'Hammam bou Hadjar,	Oran,	26
Hammam bou Hadjar..........	Commune d'Hammam bou Hadjar,	Id.	26
Hammam bou Hanifa..........	C. M. de Mascara,	Id.	34
Hammam bou R'ara...........	C. M. de Lalla Maghenia,	Id.	36
Hammam el Hadj ou el Kroubzet.................	C. indigène de Biskra,	Constantine,	62
Hammam el Hallat...........	C. M. de la Calle,	Id.	100
Hammam el Hamè (source thermale sulfureuse de)....	C. M. d'Ouarsenis,	Alger,	6
Hammam el Hout.............	C. M. de Tlemcen,	Oran,	00
Hammam Grous..............	C. de l'Oued Athménia,	Constantine,	73
Hammam Guergour...........	C. M. de la Calle,	Id.	100

NOMS DES SOURCES	SITUATION	DÉPARTE-MENTS	PAGES
H			
Hammam Guergour ou Sidi el Djoudi	C. M. de Guergour,	Constantine,	54
Hammam Mansoura ou Azigal.	C. M. de Mansoura.	Id.	42
Hammam Melouan	C. de Rovigo.	Alger.	16
Hammam Meskoutine	C. de Clauzel.	Constantine.	90
Hammam N'bails Nador	C. indigène de Souk Ahras.	Id.	96
Hammam ould Khaled (dites grandes eaux chaudes de Saïda)	C. M. de Saïda.	Oran-	34
Hammam Ouled Mécaoud	C. M. de la Calle.	Constantine,	98
Hammam Ouled Seflan ou Hammam bou Taleb	C. M. de Birhr,	Id.	58
Hammam Ouled Youb	C. M. de la Calle,	Id.	100
Hammam Ouled Zeïd	C. M. de Séfia.	Id.	98
Hammam Righa (source thermale de)	C. M. d'Hammam Righa.	Alger.	8
Hammam Righa (source acidule et ferrugineuse de)	Id.	Id.	10
Hammam Salaïn	Commune de Biskra.	Constantine,	64
Hammam Sidi Aïl	C. d'Hammam bou Hadjar,	Oran,	28
Hammam Sidi Ali ben Adjena ou Aïn Kell el Hammam	C. M. de la Calle.	Constantine,	102
Hammam Sidi Ali ben Youb,	C. de Chanzy.	Oran.	36
Hammam Sidi Ayed	C. M. d'Akbon,	Constantine,	48
Hammam Sidi bel Kheir,	C. M. de Lalla Maghrnia.	Oran.	32
Hammam Sidi Cheikh	Id.	Id.	32
Hammam Sidi Trad	C. M. de la Calle.	Constantine,	100
Hammam Taxsu,	C. M. de Souk Ahras.	Id.	98
K			
Kasbatte	C. M. de Takitount.	Constantine.	62
Khnèque (Hammam du)	C. d'Aïn Kherma.	Id.	74
Kolba (Hammam de)	C. M. de Mansoura.	Id.	46
Kraïm Saïd	C. M. d'Aïn el Ksar.	Id.	74
Ksar Zergaïa	C. indigène de Boghar.	Alger.	10
M			
Madala	C. de Bougie.	Constantine.	52
Magris (source du)	C. d'Aïn Abossa.	Id.	58
Mazer	C. M. de Dellys.	Alger.	22
M'cisna (saline près Seddouk).	C. M. d'Akbon.	Constantine.	48
Mighanas (Hammam des) ou Aïn el Hadjel	C. indigène de Souk Ahras.	Id.	96
Mjez Takbet	Commune de Mila.	Id.	70
Mouia (Hammam des),	C. M. d'El Milia.	Id.	74
Moujn Deyren	C. indigène, de Souk-Ahras.	Id.	96
Mouzaïa les Mines.	C. de Médéa.	Alger.	13

NOMS DES SOURCES	SITUATION	DÉPARTE-MENTS	PAGES
O			
Oglet Ouled Sidi Amar	C. indigène d'Aïn Beïda.	Constantine.	82
Ouchtetas (Hammam des)	C. M. de la Calle.	Id.	98
Oued Amizour (Hammam de l') ou Mta Hammant	C. de l'Oued Amizour.	Id.	50
Oued Cheniour (Hammam de l') et des Achaïch	C. M. de Guelma.	Id.	92
Oued Djemaa	C. de l'Arba.	Alger.	18
Oued Edjelata	C. M. de Palestro.	Id.	20
Oued el Hammam	C. indigène de Boghar.	Id.	18
Oued Hamimin	C. M. de Jemmapes.	Constantine.	88
Oued Hadjia (source thermale)	C. indigène de Djelfa.	Alger.	14
Oued Kefsaa	C. M. de Téniet el Haâd.	Id.	8
Oued Ksob (Hammam de l')	C. M. de M'sila.	Constantine.	44
Oued Mallègue	Limites des communes mixtes de Tébessa et Souk Ahras.	Id.	100
Oued Okris	Communes mixte de Beni Mansour.	Alger.	20
Oued Ramiser	C. M. de Ben Chicao.	Id.	18
Ouled Ali (source salée)	C. M. de l'Oued Soltan.	Constantine.	60
Ouled Ali (Hammam des) ou des Beni Foughal	C. M. de Guelma.	Id.	94
Ouled Hannen	C. M. d'El Milia.	Id.	72
Ouled Sidi Brahim	C. M. de l'Hillil.	Oran.	34
Ouled Sidi Yaya (Hammam des)	C. M. d'Akbou.	Constantine.	42
Ouled Sliman (Hammam des)	C. M. des Ouled Soltan.	Id.	64
Ouled Yaya bou Thaleb (Hammam des)	C. M. de Tébessa.	Id.	100
R			
Bas el Aïoun	Commune indigène de Biskra.	Constantine.	66
Ravin des Ruines	Commune de Batna.	Id.	70
S			
Salah Bey	Commune de Constantine.	Constantine.	76
Sidi Meïd ou Aïn Raba	C. de Constantine.	Id.	78
Sidi Mimoun	Id.	Id.	78
Sidi Kached	Id.	Id.	78
Souk el Arbaa	C. M. de Fort National.	Alger.	22
Stora	C. de Stora.	Constantine.	84

NOMS DES SOURCES	SITUATION	DÉPARTE-MENTS	PAGES
T			
Tamersi el Dahrouan.........	Commune indigène de Khenchela.	Constantine.	84
Tamersi el Guebli	Commune indigène de Khenchela.	Id.	84
Taourga (source alcaline et fer-rugineuse du caïd).........	Commune de Rebeval.	Alger.	20
Taourirt (Ighil Alik) Hammam de.....................	C. M. de Guergour.	Constantine.	50
Tifra (source de) ou Hammam Silal	C. M. de Fenaïa.	Id.	46
Toumiettes (Hammam des) ...	C. M. de Jemmapes.	Id.	82
V			
Vieux Ténès (source)..........	Commune de Ténès.	Alger.	6
Z			
Zaatcha (sources)..	C. indigène de Biskra.	Constantine.	58